Dr. Henri Rubinstein
Lachen macht gesund

Dr. Henri Rubinstein

Lachen macht gesund

Über die Heilkraft von
Lachen und Fröhlichkeit

Mit einem Vorwort von
Emil Steinberger

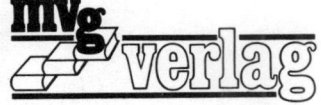

CIP-Kurztitelaufnahme der Deutschen Bibliothek

Rubinstein, Henri:
Lachen macht gesund: über d. Heilkraft von Lachen
u. Fröhlichkeit / Henri Rubinstein. Mit e. Vorw. von
Emil Steinberger. [Aus d. Franz. übertr. von Urs
Aregger]. – Paperbackausg. – Landsberg am Lech:
mvg-Verlag, 1987.
   (mvg-Paperbacks; 313)
   Einheitssacht.: Psychosomatique du rire ‹dt.›
   ISBN 3-478-03130-3

NE: GT

Die französische Originalausgabe ist unter dem Titel
»Psychosomatique du rire« erschienen bei
© Editions Robert Laffont S.A., Paris.
Copyright © Hallwag Verlag AG, Bern
Aus dem Französischen übertragen von Urs Aregger.

© für die Paperbackausgabe von »Lachen macht gesund«
mvg — moderne verlagsgesellschaft mbh
8910 Landsberg am Lech
Umschlaggestaltung: Baeuerle & Gruber
Druck- und Bindearbeiten: Presse-Druck Augsburg
Printed in Germany 030 130/287802
ISBN 3-478-03130-3

INHALT

Vorwort

«Lachen Sie, lachen Sie!», so war ein Artikel in meinem letzten Programmheft «Feuerabend» überschrieben:

«Lachen Sie drauflos, ungehemmt, unkontrolliert. Denken Sie nicht an die Sitznachbarin oder den Vordermann. Sie lassen sich vielleicht ganz gerne anstecken. Es gibt genug Leute, die nicht mehr wagen zu lachen und sich dauernd kontrollieren. Weg mit solchen Gedanken! Im dunklen Zuschauerraum ist es Ihr volles Recht, zu kichern, zu schreien, nach Luft zu japsen oder sogar Ihrem Nachbarn auf die Schenkel zu klopfen. Kosten Sie es aus, denn zwei Stunden sind kurz. Wer weiß, ob Ihnen nicht schon beim Verlassen des Theaters das Lachen vergeht . . .!»

Ist denn das Lachen so selten geworden? Ich glaube schon. Zu viele Hiobsbotschaften erreichen uns jeden Tag und werden stündlich in den Nachrichten wiederholt. Fernsehfilme widerspiegeln bis ins Detail unseren oft schwierigen Alltag, Umweltprobleme drohen uns zu erdrücken, politischen Fragen stehen wir ohnmächtig gegenüber. Die Gefahr ist groß, dabei das Lachen zu verlieren.

«Emil, wann kommen Sie wieder in unsere Stadt? Wir haben nichts mehr zum Lachen.» Diesen Satz höre ich oft

auf einer Tournee. Und ich verstehe ihn. Es gab aber auch schon Momente, in denen ich meine Leistung in Frage stellte: Was bringt es, wenn die Leute in meinen Vorstellungen den Alltag vergessen; die Probleme bleiben ja doch bestehen?

Nun, da ich dieses Buch im Manuskript gelesen habe, bin ich in meiner Ansicht bestärkt worden. Der Satz «Lachen ist gesund» ist nicht nur eine Floskel, die wir verwenden, ohne je daran zu glauben, wie etwa «Der Regen macht schön», wenn wir keinen Schirm dabeihaben. Lachen ist gesund – es ist bewiesen. Ein Hoch dem Arzt und Autor! Nein, keine Angst, ich verlange nicht, daß die Krankenkassen jedem Zuschauer eine Eintrittskarte für eine meiner Vorstellungen bezahlen; obwohl man vielen Leuten das Lachen richtiggehend verschreiben müßte, da sie es verlernt haben. Ich habe auch beobachtet, daß es jungen Menschen mehr Mühe bereitet als älteren, frei heraus zu lachen. Vielleicht hängt das damit zusammen, daß ein Gag, der von der Bühne kommt, erst Lachen auslöst, wenn auch der Zuschauer seinen Beitrag dazu leistet; wenn er bereit ist, einen lustigen Einfall zu schätzen und in Sekundenschnelle seine eigenen Gedanken, Erlebnisse, Gefühle damit zu assoziieren.

Dazu muß der Verstand trainiert werden. Dadurch, daß wir mehrheitlich ernsthafte Dinge diskutieren, fehlt uns aber diese Übung weitgehend.

Leute zum Lachen zu bringen, humorvolle Sendungen zu schreiben, lustige Theaterstücke zu inszenieren braucht ein Können, das oft unterschätzt wird. Welcher Kritiker gesteht schon offen ein, daß er einfach herzlich gelacht habe. Er umschreibt: das Publikum habe sich amüsiert, die Leute seien mitgegangen, die Pointen hätten gesessen. Humor ist immer noch nicht salonfähig und zuwenig vertrauenswürdig. Werbefachleute werden von ihren Auftraggebern belehrt, daß eine lustige Anzeige ihr Produkt unse-

riös erscheinen lasse, so wie ein Bankbeamter ohne Anzug und Krawatte kein Vertrauen erwecke. Aber auch Filmschaffende haben Skrupel, einen lustigen Film zu drehen. Die Lorbeeren hängen tiefer, wenn sie eine ernste Geschichte verfilmen als eine, die das Publikum zum Lachen bringen könnte.

Fernsehintendanten, Theaterdirektoren, Werbemanager und Filmregisseure sollten dieses Buch lesen. Wenn sie schon Hemmungen haben, zu Fröhlichkeit, Spaß und Humor zu stehen, dann hilft ihnen vielleicht das Argument, daß Lachen für Körper und Geist gesund und damit kostbar ist.

Lachen kann sich übertragen. Sie sollten mal auf einer Bühne stehen und erleben, was es heißt, 500 oder 1000 lachende Zuschauer vor sich zu haben. Oft ist es fast ein Wunder, wenn 1000 Leute wie auf einen Schlag in Lachen ausbrechen. Natürlich können Lautstärke und Tonfall verschieden sein, und es gibt Solisten, die ihren eigenen Part lachen. Manchmal fühle ich mich auf der Bühne wie ein Dirigent, der weiß, daß die Einsätze schwächer und unkonzentrierter kommen, wenn er einen Fehler macht.

Lachen sollte wieder stärker gefördert werden. Alle, die Talent dazu haben, andere zum Lachen zu bringen, wissen nun, wie sie Gutes tun können. Lachen macht gesund. Und gesunde Leute brauchen wir heute, damit wir die Probleme lösen und dadurch wieder befreiter und unbeschwerter lachen können.

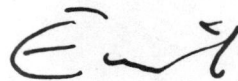

Denn leben heißt doppelt sein:
in jedem Moment bereit sein
für das Ernste,
aber auch für den Spaß.

GEORG GRODDECK

Auch ich sage haha,
Es tut gut, hin und wieder zu lachen,
sagte er.
Nicht wahr, sagte ich.
Das ist das wahre Wesen des Menschen,
sagte er.
Ich habe es bemerkt, sagte ich.

SAMUEL BECKETT

WARUM DIESES BUCH?

Dieses Buch ist der Untersuchung des Lachens aus physiologischer und therapeutischer Sicht gewidmet. Deshalb möchte ich zuerst davon sprechen, wo das Lachen im biologischen Gleichgewicht, das über Gesundheit und Krankheit entscheidet, auftritt und welches sein Platz in der Medizin ist.

Die Entwicklung von psychosomatischen oder somatopsychischen Methoden zur Krankheitsbekämpfung hat uns das Wissen um die sehr engen Beziehungen zwischen dem Geist und dem Körper, dem Denken und den Körperorganen, den Gefühlen und den Krankheitszeichen vertraut gemacht.

Die dualistische, auf zwei Grundprinzipien beruhende Denkweise, nach der die Krankheit auf die spezifische Schädigung eines Organs oder eines Systems beschränkt ist, wird immer stärker widerlegt durch die zahlreicher werdenden Entdeckungen von anatomischen, aber auch neurochemischen und neurohormonalen Verbindungen zwischen dem zentralen und dem peripheren Nervensystem und den von den Leiden betroffenen Organen. Die Beschwerden können dabei metabolischer (mit dem Stoffwechsel zusammenhängender), infektiöser, toxischer und sogar tumorartiger Natur sein.

Gewisse innere Mechanismen des Denkens und des Fühlens konnten bisher genau erforscht werden. Die Ergebnisse zeigen, daß das, was man «Krankheit» oder «Symptom» nennt, oft nur die nebensächliche Folge von nervösen Störungen ist, während andererseits die zweitrangigen organischen Symptome diese nervösen Störungen aufrechterhalten.

Diese Vorstellung von Feedback, also von Rückkoppelung zwischen dem Stimulator und dem Effektor, stammt aus der Kybernetik; sie konnte in allen Lebensstrukturen nachgewiesen werden. In diesem Zusammenhang spricht man von «Biofeedback».

Von größter Bedeutung ist die Tatsache, daß die Ärzte mit diesen Zusammenhängen heute vertraut sind; sie haben begonnen, sich um den kranken Körper als eine Ganzheit zu kümmern – sofern sie die entsprechende Ausbildung, die Bereitschaft, die Zeit und die Lust dazu haben. Sie ahnen oder wissen um die Beziehungen zwischen Stimmung und Gesundheit des Menschen, zwischen Pessimismus und nervöser Depression, zwischen Optimismus und Genesung.

Meine eigenen Forschungen und Arbeiten über die Spasmophilie (zu Krämpfen neigende Stoffwechselkrankheit) haben in einer mittlerweile anerkannten Weise die zentrale Rolle aufgezeigt, die diese gesundheitliche Schädigung spielt. In ihr haben wir einen echten Beweis für die überaus feinen Beziehungen, die zwischen einer wirklich organischen Krankheit und ihren seelischen Ausdrucksweisen bestehen.

Die Beweisführung ist auf das Offenlegen einer ganzen Zahl von Funktionskreisen begründet. Bei der Spasmophilie nährt die neuromuskuläre Übererregbarkeit, das heißt ein im Stoffwechselprozeß entstandenes Nebensymptom, die Angst, also ein zentrales Symptom, während die Angst ihrerseits mit Hilfe der Neuromediatoren diese nebensächliche Übererregbarkeit, die für die Hauptsymptome der Spasmophilie verantwortlich ist, aufrechterhält.

Ohne hier ausführlich auf diese wichtige Frage einzugehen, möchte ich daran erinnern, daß eine ganze Anzahl von äußerst vielfältigen Krankheitszeichen sich in einer schweren, manchmal sogar zu Invalidität führenden Krankheit ausdrückt, verbunden mit Müdigkeit, innerer Unrast, Schlaflosigkeit, Muskelkrämpfen, Verdauungsstörungen, Herzgefäßbeschwerden, neurologischen Störungen und depressiven Zuständen.

Das Studium des Stresses liefert ein weiteres Beispiel für die sich selbst erhaltenden Teufelskreise der Krankheiten. Wir sehen in diesem Fall, wie die seelischen Spannungen, die mit einer Überforderung oder mit psychologischen Faktoren verbunden sind, eine Überproduktion von Neuromediatoren oder von Hormonen, wie etwa des Adrenalins oder der sich über den Nieren befindenden Hormone, unterhalten. Diese wiederum sind verantwortlich für die gesundheitlichen Schädigungen von einzelnen Organen; dazu gehören so schwerwiegende Erkrankungen wie Magengeschwüre oder Herzinfarkte.

Die Tatsache, daß solche Teufelskreise der Krankheit – von denen viele erst noch aufgezeigt werden müssen – existieren, fordert den Arzt heraus, das eigentliche Wesen der ärztlichen Handlung zu überdenken. Denn mit Sicherheit bedeuten Pflegen und Heilen, punktuell auf die auffälligste Störung dieser Kreise einzuwirken. Wenn ein Arzt zum Beispiel ein Magengeschwür behandelt, entschließt er sich vielleicht zu einer Operation. Oder er wirkt auf die neuromuskuläre Erregbarkeit ein, indem er mineralische Salze verschreibt. Oder er verschreibt ein Mittel, das die Angst verringert oder ausschaltet. Manchmal bringt er ganzheitliche Techniken der Entspannung oder der Volksmedizin zur Anwendung.

Tatsächlich wirken die Ärzte vor allem mit technischen Mitteln auf das am meisten betroffene, das auffälligste Symptom ein. Und das ist schon viel. Aber genügt dies auch, um die Teufelskreise der Krankheit unschädlich zu machen? Zum Glück kann diese Frage häufig bejaht werden. Leider bleiben die Teufelskreise der Krankheit aber auch oft bestehen; sie lassen sich durch den medizinischen Eingriff kaum erschüttern und wirken unbeirrt weiter.

In solchen Fällen läßt der Arzt entmutigt die Arme sinken. Andere Kranke warten auf seine Hilfe. Der betroffene Patient steht nun vor einem neuen Kreis, nämlich jenem, zu dem all die Ärzte gehören, die er in der Folge konsultieren wird; jeder von ihnen wird mit technischen Mitteln an einem Punkt des Teufelskreises der Krankheit ansetzen, bis der Kreis aufgelöst ist – oder bis der Kranke oder seine Ärzte des Ganzen überdrüssig geworden sind.

Solche Situationen sind nicht befriedigend, weder für den Kranken, der vergeblich auf Besserung wartet, noch für den Arzt, der sich ohnmächtig und nutzlos fühlt. Einige Kranke – ich werde noch Beispiele dafür anführen – kümmern sich dann selbst um ihre Krankheit und um ihre Genesung, allein oder unter Anleitung eines nachsichtigen Arztes. Und einige Ärzte stellen sich ihrerseits die Frage, was sie zusätzlich noch tun könnten.

Auf diese Frage wurden ganz verschiedene Antworten vorgeschlagen: die Psychotherapie, die Psychoanalyse, die Verhaltenstherapie, der Urschrei, das Yoga, das Entspannungstraining, der Sport usw. Man kann davon ausgehen, daß alle diese Techniken auf der kortikalen oder subkortikalen Ebene wirken, indem sie zum Regulieren und Modulieren der Flut von Neuromediatoren, die den Organismus kontrollieren, beitragen.

Diese Methoden sind von unterschiedlicher Bedeutung. Ich möchte hier nicht auf ihre jeweiligen Vorzüge eingehen. Es ist allerdings legitim, sie als Werkzeuge zu betrachten, die dem Arzt zur Verfügung stehen, um den Teufelskreis der Krankheit zu durchbrechen.

Im Unterschied zu diesen Techniken ist das Lachen nicht einfach nur ein Instrument im Werkzeugkasten des Arztes. Im Gegenteil, beim Lachen handelt es sich um ein Phänomen, das ausschließlich menschlich und von grundsätzlicher Bedeutung ist an der Kreuzungsstelle von Manifestationen der Muskulatur, der Atmung, der Nerven und der Psyche eines Individuums.

Diese Tatsache ist der menschlichen Gattung seit ihrer Kindheit bekannt. Die entsprechenden Grundlagen wurden genügend studiert und präzisiert, so daß man heute erklären kann, inwiefern, weshalb und auf welche Weise das Lachen ein wesentliches Mittel für die Aufrechterhaltung der Gesundheit ist. Wir können sogar die meisten physiologischen Ebenen des Lachens beschreiben: das bewußte, kortikale Niveau, das subkortikale Niveau, wo die das Lachen auslösenden Daten gespeichert werden, das Niveau des Hypothalamus, wo sich die verschiedenen Hormone und Neuromediatoren einmischen, das Niveau der Muskeln und der Atmung, wo die äußeren Bekundungen des Lachens erzeugt werden. Wir können die Verbindungen zwischen diesen verschiedenen Stufen, die Regulierungen im Kreis des Feedbacks verstehen, die dort ihren Ursprung haben. Wir sehen, wie sich unter unseren Augen ein kortikoneuromuskulärer Kreis abzeichnet. Dieser Kreis zeigt sich in jeder normalen Lebensäußerung; er ist der Kreis der Gesundheit, der «Tugendkreis», im Gegensatz zum Teufelskreis der Krankheit.

Wir werden in diesem Buch auch sehen, daß dieser Tugendkreis aus den gleichen anatomischen und physiologischen Elementen besteht wie derjenige, den wir Teufelskreis nennen.

Die genaue Beschreibung der Produktionsmechanismen der Krankheitszeichen greift auf die gleichen Elemente und Strukturen zurück wie die Darstellung der normalen Lebensprozesse. Aufgrund ihrer pathogenen Wirkstoffe ist die Krankheit mehr als nur eine Unregelmäßigkeit der Lebenssysteme; sie ist eine eigentliche Rückentwicklung dieser Systeme. Die Mechanismen, die zur Aufrechterhaltung des Lebens und der Gesundheit beitrugen, arbeiten nun in umgekehrter Richtung – der Tugendkreis wird zum Teufelskreis.

Der Arzt versteht also die Heilung als eine Überführung des Teufelskreises in den Tugendkreis, oder besser gesagt, als ein erneutes Umkehren der Produktionsmechanismen der Symptome. Das Lachen ist dabei eines der sichersten Hilfsmittel. Denn die neurophysiologischen Mechanismen des Lachens, die der inneren Struktur des Lebendigen eingeschrieben sind, berühren an verschiedenen Punkten die Teufelskreise der krankhaften Prozesse oder überlagern sie. Das Lachen bekundet sich an zahlreichen Stellen im Tugendkreis der Gesundheit. Diese empfindlichen Stellen, sozusagen die Scharniere der Gesundheit, sind der Gehirnkortex, das limbische System (das Zentrum der Emotionen), der Bronchialbaum und das Muskelsystem. An diesen Stellen entwickeln sich auch die Symptome. Das Lachen ist das unerläßliche Mittel, das die Weichenstellungen, die Schnittpunkte, die Nebenlinien, die Umleitungen und die Kehrtwendungen kennzeichnen kann, die den Übergang vom Kreis der Krankheit zum Kreis der Gesundheit ermöglichen.

Damit ist der Rahmen dieses Buches abgesteckt: Es ist meine Absicht, die gewonnenen Erkenntnisse auszubreiten, über meine Berufserfahrungen zu berichten und eine Behandlungsweise vorzuschlagen.

Die gewonnenen Erkenntnisse ausbreiten heißt, daran zu erinnern, was in der Volksweisheit über das Lachen immer schon zum Ausdruck kam: Von der Antike bis zur Gegenwart wurden Freude, Lachen, gute Laune und Optimismus meistens mit Gesundheit, Wohlbefinden und einem hohen Alter in Verbindung gebracht.

Die gewonnenen Erkenntnisse ausbreiten heißt auch, sich auf die Fährte nach dem zu begeben, was Denker, Philosophen und Psychologen über das Lachen und das Komische geschrieben haben. Wodurch wird es hervorgerufen, was erhält es am Leben, welches sind die unterschiedlichen Mechanismen des Komischen und des Lächerlichen? Wir werden noch sehen, daß die Ursachen des Lachens ein ausführlich erörtertes Thema sind, zu dem jeder eine Erklärung zu liefern hat, die aber oft eine gewisse Ambivalenz zum Ausdruck bringt.

Weiter soll die Geschichte der Medizin dargelegt werden im Hinblick auf die Redewendung «Lachen ist gesund». Welches war der wissenschaftliche Zugang zu dieser Vorstellung, was dachten unsere Vorfahren darüber, was glaubte man im 18. Jahrhundert, welche Entdeckungen wurden im 19. und im 20. Jahrhundert zu diesem Thema gemacht?

Vor allem aber soll die psychologische Ebene dessen, was zum Lachen bringt, verlassen werden, um sich den Wirkungen des Lachens zuzuwenden. Beim gegenwärtigen Stand unseres Wissens heißt das, die neurologischen Strukturen zu beschreiben, die beim Lachen ins Spiel kommen, dem Verlauf der nervösen Reize und der Neuromediatoren zwischen dem Gehirnkortex, dem limbischen System und dem Hypothalamus zu folgen, die Atemkomponenten des Lachens zu untersuchen, die Muskelkomponenten des Lachens im Bereich des Gesichtes, der Brustmuskulatur und des Zwerchfells zu studieren, die Fernwirkungen des Lachens auf den Muskeltonus, die Oxidation des Gehirns, das kardiovaskuläre System, das Verdauungssystem und den gesamten Stoffwechsel abzuschätzen.

Schließlich soll aufgezeigt werden, wie das Lachen sich in die Herstellung der zerebralen Neuromediatoren einschaltet, die für das Gleichgewicht von Körper und Gesundheit unabdingbar sind.

Über meine Berufserfahrungen berichten heißt, die bekannten Genesungsfälle durch das Lachen darzulegen; es bedeutet auch, für jede Funktion des Organismus die günstigen und heilsamen Wirkungen des Lachens zu berücksichtigen.

Außerdem soll ersichtlich werden, was tatsächlich beim Aufrechterhalten der Gesundheit und beim Ausbruch der Krankheit wirksam ist; das bedeutet, anhand von konkreten Beispielen zu verstehen suchen, welches die jeweiligen Rollen der pathogenen Wirkstoffe, des Arztes, der von ihm verabreichten Medikamente und des Lebenswillens des Kranken sind; zu sehen, warum der beste Arzt und das beste Medikament manchmal ohnmächtig sind und einem dem Schicksal ergebenen und nichtkooperativen Patienten nicht helfen können; zu begreifen, wieso angesehene, aber völlig unwissende Ärzte durch wirkungslose Produkte, die wie Medikamente aussehen (Placebo), bei bis anhin erfolglos behandelten Kranken Heilungen bewirken. Solche Fragen stehen im Mittelpunkt der medizinischen Praxis, und ich werde aufzeigen, daß sie auch ganz nahe an die Probleme des Lachens und des Optimismus grenzen.

Über meine Berufserfahrungen berichten heißt weiter, den Patienten Respekt zu zollen, die den Arzt ihren Genesungswillen entdecken lassen, die wissen, daß sie den Tugendkreis der Gesundheit in ihrem Innern haben und den Arzt um Unterstützung bitten, diesen wiederzufinden. Denn es sind ja die Kranken, die uns zu Ärzten machen.

Eine Behandlungsweise vorschlagen heißt zunächst und bescheiden ausgedrückt, dem ärztlichen Instrumentarium ein weiteres Element beizufügen, oder genauer, sein Arzneibuch durch ein «Medikament» zu ergänzen. Ohne daß die Ärzte die Einheit ihrer Wissenschaft und ihrer Heilmittel vernachlässigen würden, können sie über ein «Produkt» verfügen, das nicht injiziert werden muß und das außerordentlich billig, wirksam und völlig harmlos ist – das Lachen. Man kann das Lachen nicht verschreiben, aber der Arzt muß fähig sein, seine Kranken zum Lachen zu bringen und sie zu veranlassen, ihre optimistische Einstellung wiederzufinden.

EINIGE FÄLLE AUS MEINER PRAXIS

Ich berichte hier von einigen medizinischen Beobachtungen, die ich in meiner Berufspraxis gemacht habe. Sie können zu verstehen helfen, wie das Lachen und die Gesundheit miteinander verknüpft sind und wie sich dem Arzt Tag für Tag die Möglichkeit bietet, das Lachen für die Therapie nutzbar zu machen. Daneben zeigen sie, wie wichtig es für den Arzt ist, seinen eigenen Sinn für Humor zu bewahren.

M. T., vierzig Jahre alt, verheiratet, zwei Kinder, war Professor für Physik an einem Gymnasium in der französischen Provinz. Er lebte in Paris und unterrichtete zweieinhalb Tage in der Woche in einer Großstadt im Osten des Landes. Dieser Patient konsultierte den Arzt wegen Kopfschmerzen, die drei Monate zuvor aufgetaucht waren. Die Schmerzen waren heftig, beständig und traten täglich auf; sie konnten an einer bestimmten Stelle des Schädels lokalisiert werden. Der Patient litt weder an Übelkeit noch an Sehstörungen; hingegen verspürte er eine Unsicherheit beim Gehen, die von Schwindelgefühlen begleitet war. Die neurologische Untersuchung ergab normale Befunde, aber auch hier stellte man eine gewisse Beschwerlichkeit bei aufrechter Haltung fest. Der Patient war außerordentlich besorgt über seinen Gesundheitszustand. Wegen der Beharrlichkeit seiner Kopfschmerzen befürchtete man eine Schädigung des Gehirns. Der Mann wurde in eine neurologische Klinik eingewiesen und einer Reihe von Untersuchungen unterzogen. Die Ergebnisse waren mehr oder weniger normal, abgesehen von einem zweifelhaften kleinen Scannerbild, das allerdings nicht ausreichte, um eine Diagnose zu stellen. Nach einem Krankenhausaufenthalt von drei Wochen, die der Patient bei zusätzlichen, manchmal beschwerlichen und schmerzhaften Untersuchungen verbrachte, konnte er das Hospital wieder verlassen.

Die Ärzte erklärten ihm, daß er wahrscheinlich nichts Schwerwiegendes, wahrscheinlich keinen Gehirntumor habe, daß man dies aber nicht mit Bestimmtheit sagen könne, da es ein zweifelhaftes Scannerbild gebe. Man müsse in zwei Monaten ein Kontrollbild mit dem Scanner machen.

Ich sah den Kranken zwei Wochen, nachdem er das Hospital verlassen hatte; er war immer noch leidend und völlig verwirrt, niedergeschlagen und hatte sogar Selbstmordgedanken. Nachdem er mir seine Krankengeschichte erzählt hatte, unterzog ich ihn einer erneuten, sorgfältigen neurologischen Untersuchung, die negativ verlief. Ich erklärte ihm, daß seine Kopfschmerzen wahrscheinlich mit einer nervösen Depression in Verbindung stünden, als eine Folge seiner Lebens- und Arbeitsbedingungen. Trotzdem sei es erforderlich, die Untersuchung mit dem Scanner zu wiederholen. Der Kranke zeigte sich teilweise erleichtert und fand sogar einen Anflug von Lächeln wieder. Ich empfahl ihm außerdem, nicht an sein Problem zu denken, Zerstreuung zu suchen und vorübergehend seine Arbeit zu unterbrechen; daneben verschrieb ich ihm ein Medikament gegen die Depressionen. Wir verabredeten uns auf einen Termin drei Wochen später; bis dann würde er mich über die Resultate der neu angesetzten Scanneruntersuchung informieren.

Bei seiner zweiten Konsultation in meiner Praxis ging es dem Patienten bedeutend besser. Seine Schmerzen traten nicht mehr ständig auf. Er hatte sogar eine gewisse Lebensfreude wiedergefunden. Der zweifelhafte Befund nach der ersten Scanneraufnahme hatte sich nach der zweiten strengen Untersuchung eindeutig als negativ erwiesen.

Ich teilte dem Patienten mit, es gebe keinen Gehirntumor, er habe nie einen gehabt und er solle die Furcht davor vergessen. Er brach in Lachen aus. Wochen der Unruhe, der Schmerzen, der Spannung und der Angst verwandelten sich plötzlich in einen Lachausbruch voller Erleichterung. Etwas hatte sich bei diesem Patienten gelöst: Er hatte sich eingestanden, was er zuvor zurückgewiesen hatte, daß er nämlich ein mit seinen Bedürfnissen unvereinbares Leben geführt hatte. Sein Körper akzeptierte dies allerdings nicht und sagte halt. Das Lachen des Patienten erschien hier wie der Höhepunkt dieser Einsicht. Ich fragte ihn, während er lachte, geradeheraus, ob er die Kopfschmerzen noch spüre, und tatsächlich bestätigte er mir, daß er nicht mehr an sie denke.

Der Zustand dieses Kranken verbesserte sich weiterhin, zumal er schließlich sehr tatkräftig die nötigen Maßnahmen ergriff, um seine Versetzung zu beantragen und eine Anstellung in Paris zu erhalten – Schritte, die er bis anhin ebenso gleichgültig wie nachlässig unternommen hatte.

Ich habe all diese Beobachtungen ziemlich ausführlich beschrieben, weil sie trotz ihrer Alltäglichkeit in mehreren Punkten beispielhaft sind. Sie zeigen:

1. das Gebot, eine genaue Diagnose zu stellen, da Ungewißheit in bezug auf die Diagnose die größte Angstquelle bei den Patienten ist.

2. die Notwendigkeit, bei der Durchführung modernster und vielseitiger Untersuchungen nicht die Ganzheit der Problematik eines Kranken aus den Augen zu verlieren. Das hohe technische Können der Spezialisten, ihre nur Eingeweihten verständliche Sprache sind für den Außenstehenden fürchterlich irreführend. Der Arzt muß Erklärungen abgeben, Befürchtungen zerstreuen und entdramatisieren.

3. daß die Einweisung ins Hospital nützlich war, aber auch dazu beigetragen hatte, den Patienten in Panik zu versetzen. Die unerläßlichen Zusatzuntersuchungen hätten zweifellos auch ohne Hospitalisierung in einer den Kranken beruhigenden Atmosphäre vorgenommen werden können.

4. die Unentbehrlichkeit gewisser pharmakologisch sehr aktiver Behandlungsweisen in bezug auf Verstimmungen, etwa durch Antidepressiva.

5. die befreiende Wirkung des Lachens, dessen Wiederauftauchen mit Bestimmtheit die Besserung des depressiven Zu-

standes kennzeichnet, vor allem aber den Moment der Einsicht in den Produktionsmechanismus des Symptoms und den Beginn der Rückentwicklung dieses Prozesses.

Frau R., 24 Jahre alt, hatte ihre erste Schwangerschaft hinter sich und war Mutter eines schwergewichtigen Säuglings von drei Monaten. Sie war nicht berufstätig und kümmerte sich intensiv um ihr Kind. Eine Lähmung des linken Armes machte ihr jedoch in zunehmendem Maß zu schaffen, was sie selbst und ihren Arzt in Bestürzung versetzte. Nach der Einlieferung ins Hospital wurden eine Lumbalpunktion und verschiedene andere Untersuchungen vorgenommen, die zur Diagnose eines ersten Schubes von multipler Sklerose führten. Die junge Mutter verließ das Hospital ohne Behandlung.

Sie suchte mich ein Jahr nach ihrem Spitalaustritt in meiner Sprechstunde auf, um einen Rat zu erbitten. Ihr Zustand hatte sich in der Zwischenzeit nicht verändert. Es war tatsächlich eine teilweise Lähmung des linken Armes festzustellen, mehr aber nicht, und es wäre ihr gut gegangen, wenn sie nicht von der Vorstellung gequält worden wäre, an multipler Sklerose zu leiden. Die Elemente des Dossiers, das sie mir übermittelte, schienen mir nicht ausreichend, um eine derart schwerwiegende Diagnose zu stellen. Bei der eingehenden Untersuchung der Kranken erwies sich, daß nur bestimmte Muskeln des linken Armes von der Lähmung betroffen waren und daß die Erschlaffung ebenfalls nur einen Teil des Armes in Mitleidenschaft gezogen hatte.

Bei einer noch sorgfältigeren Analyse der Anfangsumstände dieser Lähmung stellte ich fest, daß sie innerhalb zweier Wochen, während derer die Mutter ihr sehr schweres Baby ständig in der Armbeuge mit sich getragen hatte, aufgetreten war. Es handelte sich in Wirklichkeit um eine isolierte Lähmung des hinteren Astes des Nervus radialis und nicht um eine neurologische Krankheit. Ich erklärte der jungen Frau, daß diese merkwürdige Lähmung die Ärzte im Hospital auf eine falsche Fährte geführt und eine Fehldiagnose zur Folge gehabt hätte. Alles werde sich wieder einrenken, wenn sie sich an ihrem Baby erfreue, über diesen unangenehmen Vorfall lache, eine heilgymnastische Behandlung absolviere, Vitamine der B-Gruppe zu sich nehme und das Baby nicht mehr in der gewohnten Art trage. Mein Rat führte dann zum gewünschten Erfolg.

Ein gleichartiger Fall zog sich unglücklicherweise über zehn Jahre hin, vom Beginn der Beschwerden bis zu ihrer Diagnose gerechnet. Zehn Jahre ihres Lebens hatte sich eine Frau verdorben, weil sie Tag und Nacht die völlige Lähmung ihres Körpers erwartete. Als ich sie kennenlernte, war sie von Depressionen befallen, und es war zu spät, die Lähmung ihres Armes zu heilen. Aber es gelang mir, dieser Patientin wieder Hoffnung einzuflößen, indem ich ihr die Zusammenhänge erklärte und sie aus dem Teufelskreis von Angst und Depression hinausführte.

M. B., 45 Jahre alt, lebenslustig, dem Essen und Trinken stark zugetan, Angehöriger des höheren Kaders, verheiratet, verspürte seit zwei Jahren Schmerzen in der Brust, Beklemmung, starkes Herzklopfen und krampfhafte Zuckungen. Die Ergebnisse der Herzgefäßuntersuchungen hatten auf eine Unzulänglichkeit der Herzkranzgefäße hingewiesen. Ein Spezialist für Herzkrankheiten hatte zu einem chirurgischen Eingriff geraten, um die Blutzufuhr des Herzens (durch Überbrücken der Kranzgefäße) zu verbessern. Dieser Patient wünschte meinen Rat, nicht in bezug auf sein Herzproblem, sondern in ganz allgemeiner Hinsicht. Es handelte sich tatsächlich um einen ängstlichen, überlasteten Patienten, der in Wirklichkeit an einer dekompensierten Spasmophilie (unausgeglichenen Neigung zu Krämpfen) litt. Ich riet dem Mann von einer Operation ab, ließ ihn hygienisch-diätetische Regeln befolgen und leitete eine Behandlung seiner Spasmophilie ein. Ich riet ihm zu einer heilgymnastischen Behandlung und zur Entspannung durch Lachen. Mittlerweile geht es dem Mann sehr gut. Von einer Operation ist nicht mehr die Rede.

M. C., 75 Jahre alt, schlank und kultiviert, war seit drei Monaten Witwer und durch den Tod seiner Frau sehr niedergeschlagen, als er von einer Polyneuritis der unteren Gliedmaßen befallen wurde. Diese Krankheit beeinträchtigt die Beinnerven, ruft einen Kräftemangel und starke Schmerzen hervor. Die Polyneuritis wird manchmal durch Alkohol, Tabak, Giftstoffe oder Diabetes verursacht. In den meisten Fällen gelingt es allerdings nicht, die genaue Ursache festzustellen, und ihre Behandlung erweist sich oft als mühsam und schwierig. Dies war auch bei M. C. der Fall, der an einer idiopathischen Polyneuritis litt, eine außerordentlich schmerzhafte Angelegenheit. Nachdem ich ihm Vitamin B verschrieben hatte, ihm riet, Zerstreuung zu suchen, um weniger an seine Witwerschaft zu denken, und ihn überzeugen konnte, mehr zu lachen, verbesserte sich sein Zustand, und die Symptome seiner Krankheit traten seltener auf.

Frau N., 48 Jahre alt, ohne Beruf, litt an chronischen Gelenk- und Muskelschmerzen im Bereich des Halses, der Lendenregion und der Schenkel. Bei der ärztlichen Untersuchung stellte man eine starke und weit ausgedehnte Muskelsteifigkeit fest. Hingegen fand man keine biologischen Anzeichen für einen Entzündungsrheumatismus. Tatsächlich handelte es sich um einen ausgeprägten Zustand von Arthrose bei einer relativ jungen Patientin, verstärkt durch Erscheinungen von Muskelanspannungen. Diese Patientin ertrug weder schmerzstillende noch entzündungshemmende Medikamente; sie lösten bei ihr Übelkeit und Erbrechen aus. Ich erklärte ihr, wie das Lachen gleichzeitig ihre Schmerzen lindern und ihr Entspannung bringen könnte. Dann ließ ich sie an täglichen Lachsitzungen teilnehmen. Dank dieser Therapie kann sie heute einen zufriedenstellenden Gesundheitszustand aufrechterhalten.

Frau D., dreißig Jahre alt, litt unter chronischer Verstopfung. Sie brauchte und mißbrauchte Abführmittel. Ihre Verstopfung war mit einer Darmerweiterung verbunden (zu dicker und zu langer Dickdarm); außerdem waren ihre Ernährungsgewohnheiten einseitig. Nachdem ich ihre Ernährung wieder ins Gleichgewicht gebracht und ihr eine tägliche Knetung der Verdauungs- und Unterleibsorgane durch Lachen verordnet hatte, spielte sich die Verdauung der Patientin wieder bis fast zur Normalität ein.

Alle diese Beobachtungen – und ich könnte noch weitere anführen – zeigen die Verwicklung von zahlreichen Faktoren bei der Entstehung von Krankheiten. Sie weisen die Wichtigkeit einer genauen ärztlichen Diagnose und die manchmal unerläßliche Notwendigkeit einer aktiven medizinischen Behandlung auf, die immer mit hygienisch-diätetischen Vorschriften verbunden sein muß; sie geben aber auch Hinweise auf die Rolle, die das Lachen erfüllen kann, seinen befreienden Charakter, seine positive Wirkung im Kampf gegen Angst und Traurigkeit, aber auch ganz einfach seine mechanische Wirkung, die zu Entspannung und Schmerzlinderung führt.

DIE VOLKSWEISHEIT

«Lachen ist gesund» gehört zu jenen Aussagen, die aus dem Dunkel vergangener Zeiten auftauchen, die jeder undeutlich als wahr anerkennt und nicht in Frage stellt. Diese Redewendung dünkt einen wie jede sehr einfache Sache nicht überprüfbar, und sie scheint sich jeder logischen Erklärung zu entziehen. Ja, sie ist eine Tatsache, ein Postulat, das von allen Generationen bestätigt und von allen Kulturen überliefert wurde.

Man ist versucht zu glauben, daß es, tief im menschlichen Bewußtsein vergraben, ein instinktives Wissen darüber gibt, was für das Individuum und für die Gruppe gut ist. Dieses instinktive Wissen läßt sich durch zahlreiche Beispiele aus der Menschheitsgeschichte belegen.

Schon der Mensch der Vorgeschichte lachte, einerseits um die Abwesenheit von Gefahr zu signalisieren, andererseits um seine Feinde zu entwaffnen. Diese von Charles Darwin entwickelte These wird in einer Sequenz eines neueren Filmes großartig illustriert. Im Film *«Am Anfang war das Feuer»* drückt sich die mühselige Entdeckung des Lachens in einer lautstarken Freude aus, die auf die ganze Urhorde übergreift. Der Hominide wird zum Menschen, sobald er zu lachen beginnt. Das Lachen ist zuerst ein Gefühl, in dem sich die Erleichterung ausdrückt, die mit dem Aufhören von Gefahr verbunden ist. Wir werden sehen, daß die Zentren dieser Emotionen in der ältesten

25

Gehirnpartie gelegen sind, gerade in dem Teil, der sich seit der Vorgeschichte nicht verändert hat.

In einer späteren Phase der Evolution hat die Entwicklung des höheren Kortex, die die Emotionen zum Teil unter die Kontrolle des Verstandes und der Intelligenz gestellt hat, dazu beigetragen, dieses große Freudengelächter, das aus der Tiefe der Vergangenheit überliefert wurde, einzudämmen.

Obschon sich die menschliche Gattung und ihr Gehirn fortentwickelt haben, blieben die alten neurologischen Strukturen erhalten. Sie sind zwar verschüttet, aber immer noch notwendig, um das zerbrechliche Gleichgewicht des Organismus aufrechtzuerhalten, um auf unsere fundamentalen Bedürfnisse zu reagieren und unsere Gefühle auszudrücken: essen, schlafen, lieben, kämpfen, leiden, lachen.

Wir wissen instinktiv, daß das Lachen ein positives Gefühl ist, ist es doch ein Zeuge aus jener urzeitlichen Epoche, wo nur das Überleben der Gattung darüber entschied, was wichtig und unwichtig, gut oder schlecht war, was Gefahr und Tod oder Abwesenheit von Gefahr und Lebensfreude bedeutete.

Trotz einer oft negativen moralischen Einschätzung in den jüdisch-christlichen Zivilisationen hatte das Lachen immer eine große Bedeutung für die sozialen Verhaltensformen der menschlichen Gattung – und nicht nur das Lachen, auch die Fröhlichkeit, die Festlichkeiten, alle Gelegenheiten, bei denen man in lauter Freude miteinander umging. Der moderne Mensch betrachtet die großen Mythen oft als primitiv, das mythische Verhalten als überholt, die entsprechenden Denkweisen als prälogisch. Beim Lachen stehen aber die entscheidenden Vorstellungen von Lust und Lebensinstinkt im Zentrum der Problematik, und alle, die im Lachen vor allem einen intellektuellen Ausdruck sehen, eine Manifestation von Überlegenheit, Spott, teuflischer Anwandlung, sollten sich dies vor Augen halten.

Wir werden später auf die zahlreichen Philosophen und Denker zurückkommen, die dem Lachen gegenüber eine tiefe Ambivalenz empfanden und die das Lachen als eine primitive Tugend betrachteten, gerade gut genug, um die niedrigen Instinkte des Pöbels zu befriedigen, jedoch unwürdig, den Geist zu erbauen, der den höheren Klassen und den Gebildeten eigen ist. Sei es wegen des Strebens nach einem entsagungsreichen Leben (der heilige Johannes Chrysosthomos [345–407]: «Lachen und spaßige Reden sind zwar keine ausgesprochene Sünde, aber sie führen dazu. Aus Lachen entstehen oft gemeine Reden und aus diesen noch gemeinere Taten») oder wegen der Vorstellung, die man sich über den Adelsstand machen könnte (Lord Chesterfield in einem Brief an seinen Sohn [1748]: «Lautes Lachen ist die Ausgelassenheit des Pöbels, der nur an törichten Dingen Gefallen findet; denn wahrer Witz und gesunder Menschenverstand haben seit der Erschaffung der Welt nie ein Gelächter hervorgerufen»); da und dort finden wir Beispiele für die soziale Unterdrückung von Emotionen und fundamentalen Trieben.

Im übrigen werde ich auch darlegen, wie das Lachen, das im Stammhirn (limbischen System) entstanden ist, vom Neokortex (bewußten Gehirn) und von sozialen Gegebenheiten kontrolliert, aber auch unterdrückt wird. Im Lachen finden sich die drei Persönlichkeitsinstanzen der Psychoanalyse wieder: das Es (limbisches System), das Ich (Neokortex) und das Über-Ich (sozialer Organismus). Die Aufhebung der seelischen Lachhemmungen ist ebenfalls Aufgabe des Arztes.

Im Moment ist es meines Erachtens jedoch sinnvoller aufzuzeigen, daß das Lachen immer einen wichtigen Platz, sogar einen Ehrenplatz in unserer Gesellschaft eingenommen hat.

Die Forscher haben sich vor allem mit den verschiedenen Ausprägungen des Lachens beschäftigt – «schallend lachen», «Tränen lachen», «sich vor Lachen den Bauch halten» usw. – und dadurch die Wirkungen des Lachens aus den Augen verloren. Denn je mehr man das Lachen analysiert und in seine Bestandteile zerlegt, um so mehr zerstört man es. Die Ansichten der verschiedenen Denker über das Lachen haben letztlich immer wenig Widerklang gefunden – mit der bemerkenswerten Ausnahme von Henri Bergson. Der Argwohn, mit dem die Philosophen das Lachen betrachteten, hat uns jedoch niemals am Lachen gehindert, denn das Lachen erfüllt ein menschliches Grundbedürfnis. Wir wissen das ebensogut wie das Theaterpublikum, das komischen Inszenierungen immer wieder zu großem Erfolg verhilft, oder wie die Werbefachleute, für die das Lachargument bei der Förderung eines Films oder eines Theaterstücks zur allerersten Wahl gehört. Und nicht genug damit: Wir sind sogar in der Lage, ein wirklich amüsantes Stück auf eigene Faust zu entdecken und wiederzuerkennen, auch wenn die Werbetrommeln längst verstummt sind oder es totgeschwiegen haben. Hier setzt dann die Flüsterpropaganda ein, denn man gibt gern einen Tip zum Lachen weiter oder setzt eine lustige Geschichte in Umlauf.

Das Lachbedürfnis ist tief in unserer Seele eingeschrieben, in der Entwicklung der Gattung, des Individuums (das erste Lächeln erscheint zwischen fünf und sechs Wochen, das laute Lachen mit vier Monaten), aber auch in den sozialen Beziehungen, und man kann das Lachen als das beste Kommunikationsmittel betrachten.

Die Formen des kollektiven Lachens sind bekannt. Die Ethnologen haben uns zahlreiche Beispiele übermittelt – bei den Hopi-Indianern, den Indios am Amazonas, den Sudannegern usw. (siehe auch S. 38). Aber auch in unseren Gesellschaftsformationen erscheint das Lachen als ein Mittel zur Festigung der Gruppe, zum Abbau von Spannungen und zur kollektiven Freude der anwesenden Personen.

Eine beträchtliche Zahl von geläufigen Redensarten bescheinigt die Bedeutung des Lachens als anerkannte Ausdrucksform, ob es sich nun um die Intensität handelt («schallend lachen», «Tränen lachen», «aus vollem Hals lachen», «mit den Mundwinkeln lachen», «auf den Stockzähnen lachen», «sich krümmen vor Lachen») oder um Vergleiche («wie ein Verrückter lachen»). Das Lachen wird auch mit dem Sieg in Verbindung gebracht («wer zuletzt lacht, lacht am besten»). Das Lachen ist eigentlich das typisch Menschliche, wie schon François Rabelais betonte. Es ist bemerkenswert, daß er die Besonderheit des Menschen in der Beziehung zwischen einer physiologischen Aktivität und einer psychologischen Bedeutung sah. Ich erinnere mich, daß ein französischer Käseproduzent die berühmte lachende Werbekuh *(La vache qui rit)* mit dem folgenden Argument aus dem Feld schlagen wollte: «Das Lachen macht das wahre Wesen des Menschen aus, der Ernst das der Kuh.»

Im Volksmund hat das Lachen niemals eine abschätzige Nebenbedeutung. In der Wendung «Je mehr Verrückte, desto mehr Gelächter» oder kurz: «Je verrückter, desto besser» *(plus on est de fous, plus on rit)* ist «Verrückte» (fous) gleichbedeutend mit «zahlreich» (wie im Ausdruck «Verrückt viele Leute» – *un monde fou*), und der Begriff der Menge wird mit jenem der Zerstreuung verknüpft (der Narr hatte im Mittelalter die Aufgabe, die Leute zu amüsieren und zum Lachen zu bringen).

In den Alltagsgesprächen nimmt das Lachen einen bedeutenden Platz ein. Die Begründung dafür ist leicht zu geben: Wir amüsieren uns gern; gleichzeitig sind wir uns der günstigen mittel- und langfristigen Wirkungen des Lachens bewußt.

Die Volksweisheit weiß genau, daß das Lachen auch Elemente der Abreaktion, des Spannungsabbaus und der Befreiung von Aggressionen beinhaltet, die sich nachteilig auswirken würden, wenn sie sich auf eine andere Weise manifestierten. In einigen japanischen Unternehmen gibt es Räume, wo sich die Arbeiter und Angestellten vor dem Porträt ihres Arbeitgebers abreagieren können, indem sie sich über ihn lustig machen.

Wir müssen Vertrauen haben in die Volksweisheit, wie wir auch Vertrauen haben müssen in die Vernunft des Körpers. Die Natur verhält sich immer sparsam, und bei der menschlichen Gattung gibt es kaum ein unnützes Organ oder eine sinnlose Funktion. So betrachtet beweist allein schon das Vorhandensein des Lachens seine Notwendigkeit.

Die Feste, die einen so bedeutenden Platz im Leben der vorangegangenen Generationen einnahmen, die dem Ablauf der Zeit ihren Rhythmus verliehen, die es erlaubten, dem grauen Alltag und dem Griesgram zu entfliehen, bezeugten die Wichtigkeit des Lachens. Es ist kein Zufall, daß der Sinn für Festlichkeiten allmählich verlorengeht, daß die großen religiösen und politischen Feste mehr Vorwände für zügellose Zechereien oder für unheilverkündende Reden sind als Gelegenheiten für vergnügtes Zusammensein ohne Hintergedanken. Unser Lachen wiederzufinden wird uns auch helfen, zu den wahren Festen zurückzukehren – gemeinschaftlichen Erinnerungen, die unerläßlich sind für ein ausgeglichenes Gesellschaftsleben, und zur individuellen Erinnerung innerhalb der Gruppe.

PSYCHOLOGIE DES LACHENS

Es gibt zahlreiche philosophische und psychologische Lachtheorien. Wir werden in diesem Kapitel sehen, daß sich eine beachtliche Zahl ernsthafter Männer mit dem Lachen auseinandergesetzt hat. Sie haben sich gefragt, aus welchem Grund die Menschen lachen und was sie zum Lachen bringt. Der Schleier des Geheimnisses blieb jedoch ungelüftet, als eine Folge des inneren Widerspruchs, der in der Natur des Lachens selbst liegt. Das Lachen ist eine Reflexhandlung. Als Beweis für diese Behauptung mag das Phänomen des körperlichen Kitzelns dienen, das das Lachen auslöst. Darüber hinaus ist das Lachen auch ein Reflex, der dem psychischen und intellektuellen Bereich zuzuordnen ist. Dieser seelische Reiz ist aber schwer zu fassen und schwierig zu definieren. Und gerade damit – mit den Produktionsmechanismen der Komik, mit dem Gegensatz zwischen der oft so vielschichtigen Welt des Lächerlichen und seiner Bewußtmachung – haben sich zahlreiche Autoren beschäftigt.

Bevor wir uns mit dem Lächerlichen, der Komik und dem Humor näher befassen, möchte ich besonderen Nachdruck auf die engen Beziehungen zwischen dem Lachen und dem Spiel, dem Lachen und der Lust legen. Die Vorstellung von Lust beim Lachen wird oft durch die sogenannten «seriösen psychologischen Studien» verdrängt, aber sie ist nach meinem Verständnis grundlegend und muß, vor jeder anderen intellektuellen Nachforschung, festgehalten werden.

Als einziger hat Max Eastman, ein amerikanischer Psychologe der Zwischenkriegszeit, auf diesem Punkt beharrt. In der Einleitung zu seinem Buch *«The Enjoyment of Laughter»* verwendet er den Begriff «Spiellaune». «Die Dinge können nur komisch auf uns wirken, wenn wir uns in einem ganz besonderen Zustand befinden, in der Spiellaune. Es kann unter unserem Humor einen ernsten Gedanken oder ein ernstes Motiv geben, wir können halbwegs ernst sein und eine Sache dennoch lustig finden. Aber wenn wir überhaupt nicht in Spiellaune sind, wenn wir ernst wie Päpste sind, ist der Humor eine tote Sache.»

Aus dieser Gesetzmäßigkeit lassen sich drei Schlüsse ableiten:

– Wenn wir in Spiellaune sind, reizen uns selbst unangenehme Dinge zum Lachen!

– Die Spiellaune ist besonders in der Kindheit ausgeprägt. Beim Spielen entfalten die Kinder die einfachsten und intensivsten Lachformen. Alles kann einem Kind lächerlich vorkommen, und handle es sich um noch so häßliche Dinge.

– Die Erwachsenen haben die Fähigkeit, sich in Spiellaune zu befinden und folglich Unangenehmem mit Komik zu begegnen, in unterschiedlichem Maß beibehalten. Die meisten Erwachsenen können jedoch dieses Gefühl für das Komische nur dann empfinden und wie spielende Kinder in Lachen ausbrechen, wenn dieses Unangenehme mit genügend Angenehmem umhüllt ist.

Dank dem (Klein-)Kind können wir die berühmteste und älteste Definition der Komik verstehen, nämlich die von Aristoteles, der erklärte: «Komisch ist irgendeine Abscheulichkeit oder ein Mangel, der weder peinlich noch zerstörerisch ist.» Wenn man im Blickfeld eines kleinen Kindes lacht, so wird es ebenfalls lachen, wenn man diesem Lachen eine scheußliche Grimasse folgen läßt; es lacht über die verzerrten Gesichtszüge, denn man hat es in Spiellaune versetzt. Aber wenn man ganz unversehens eine schreckliche Grimasse schneidet, ohne vorher zu lachen, beginnt das Kind vor Angst zu schreien – es ist nicht in Spiellaune.

Eine andere klassische Methode, ein Kind zu unterhalten, läßt uns die zweite Definition des Komischen verstehen, nämlich diejenige von Immanuel Kant. Sie scheint zur Definition von Aristoteles im Widerspruch zu stehen; tatsächlich handelt es sich jedoch um eine Ergänzung: «Die Komik entsteht aus einer gespannten Erwartung, die sich plötzlich in nichts auflöst.» Wenn man einem Kind einen Gegenstand zeigt, den es haben möchte, streckt es die Hand aus und greift danach; läßt man nun den Gegenstand verschwinden, so krümmt sich das Kind vor Lust über diesen gelungenen Scherz! Es entdeckt, daß etwas gar nicht vorhanden ist, das es packen wollte.

Diese beiden Definitionen ergänzen einander. Sie heben angenehme Gefühle hervor, die von Lachen, das aus der Spiellaune heraus entsteht, begleitet sind, und zwar genau in dem Moment, da etwas Unangenehmes verspürt würde, wenn man ernsthaft davon berührt wäre. Das Lachen entsteht aus einer Enttäuschung mit komischer Wirkung. Der Humor ist der Mechanismus für viele geistreiche Scherze: Er bietet einen Sinn dar, um ihn aber gleich wieder zum Verschwinden zu bringen. In diesem Augenblick entsteht das Lachen: Erwartung des Sinnes, Unterbruch, Verschwindenlassen, Lachen. Das Lachen ist also die Entschädigung für diesen Entzug von Bedeutung, das notwendige Verhalten, um das Vergnügen bewahren zu können, denn wir sind ja keine Kinder mehr. Wir besitzen – wenigstens theoretisch – eine erwachsene Betrachtungsweise, anerkennen ernsthafte Wertvorstellungen. Der Scherz läßt einen erwarteten Sinnbezug verschwinden, und das Lachen bietet sich als Ersatz für diese Aufhebung von «Seriösem» an.

Ein Scherz von Groucho Marx soll dies veranschaulichen: «Als ich in die Vereinigten Staaten kam, hatte ich keinen einzigen Pfennig in der Tasche. – Jetzt habe ich einen.» Das Verschwindenlassen des Sinnes ist hier offensichtlich. Nach dem ersten Satz erwartet man eine «ernsthafte» Fortsetzung (sofern man von Groucho Marx überhaupt etwas Seriöses erwarten kann), etwa: «Jetzt bin ich Millionär, Amerika ist ein großartiges Land» usw. Aber mit Hilfe eines Taschenspielertricks bringt er sein Publikum zum Lachen, indem er die banale Prahlerei durch den humoristischen «Absturz» verschwinden läßt.

Das Lachen ist ein Verhalten, das dem Bewahren von Lust dient angesichts von Ereignissen, die für eine oder mehrere Personen in mittlerem Maße unangenehm sind. Diese Ereignisse können von der einfachen Enttäuschung über einen erwarteten Sinnbezug bis zu einem komischen Zwischenfall reichen, etwa dem Sturz einer Person, nachdem sie den Fuß auf eine Bananenschale gesetzt hat.

Die Neurophysiologie zeigt uns sogar, daß das Lachen die Lustzentren reizt; darin besteht auch seine Hauptaufgabe. Man lacht in angenehmen Situationen, aber auch in unangenehmen Momenten, um trotz allem sein Vergnügen bewahren zu können.

Lust und Spiellaune sind also am Entstehen des Lachens beteiligt. Das Lachen entspringt ebenso einem seelischen wie einem körperlichen Kitzel, und man muß sowohl die Gabe haben, kitzlig zu sein, wie auch in der Stimmung sein, sich kitzeln zu lassen. Gekitzelt zu werden ist nur dann lustig, wenn man sich in Spiellaune befindet. Anderenfalls ist es ganz einfach unangenehm. Von einem Fremden gekitzelt zu werden ist etwas Unerfreuliches. Gekitzelt zu werden, wenn man schlechter Laune ist – und sei es von einem Freund oder einer Freundin – löst Zorn und Wut aus. Ganz allgemein gesagt, kann man in refraktären Perioden weder körperlich noch geistig gekitzelt werden. Hier liegt übrigens eine sehr bezeichnende Analogie zum Liebesakt vor: Liebkosungen, Berührungen und Kitzeleien können vor dem Koitus äußerst angenehm sein, aber sie wirken irritierend bis unerträglich unmittelbar nach dem Orgasmus.

Bevor wir auf die oft düsteren Lachtheorien eingehen, die für das Lachen nach Entschuldigungen suchen und es der Diskussion am liebsten entziehen würden, indem sie es mit anderen affektiven Zuständen verknüpfen, möchte ich nochmals bekräftigen, daß wir keine Entschuldigung brauchen, um zu lachen. Das komische Lachen hat spielerischen Charakter, die Lust und das Lachen sind in unserem Gehirn im Bereich des limbischen Systems angelegt, und das Lustprinzip ist nicht nur für das Gleichgewicht des Organismus notwendig, sondern unsere Handlungen und Verhaltensweisen zielen sogar recht oft darauf ab, die Lustzentren anzuregen.

Die Philosophen und die Psychologen haben zwei Formen des Lachens unterschieden: ein Lachen, das Ausdruck von Freude ist, und ein Lachen, das durch das Angenehme und das Komische provoziert wird. Die erste Form wird gerne vernachlässigt, die zweite mit Vorliebe als Studienobjekt gewählt. Der Zugang zu den Mechanismen des Komischen durch die verschiedenen Denker wird zudem oft von einer negativen moralischen Beurteilung beeinträchtigt, und es werden vor allem die mit Grimassen verbundenen, höhnischen und ironischen Aspekte des Lachens festgehalten. Man betrachtet das Lachen als ein Leiden, eine Ohnmacht des Geistes, ein zweitrangiges und ärgerliches Problem, das mit der Ernsthaftigkeit der Reflexion nur schwer vereinbar und oft dem förderlich ist, was der Mensch an «Niedrigem» in sich hat.

Andere Denkschulen haben das Lachen von einem zoologischen Standpunkt aus (bei den Tieren), einem anthropologischen (bei den sogenannt «primitiven» Stämmen), einem soziologischen (bei den Menschengruppen) oder einem genetischen (beim Kind) untersucht.

Auch die Psychoanalyse hat sich mit dem Problem des Lachens befaßt. Wir werden gleich die Position von Sigmund Freud in ihrer ganzen Zweideutigkeit sehen. Schließlich werden wir der Vielfalt des menschlichen Humors und der Komik nachgehen, die verschiedenen Formen des Scherzes, die vorherrschenden Themen des Humors unter die Lupe nehmen.

Nach Ansicht der Philosophen entsteht das Lachen aus einer Beeinträchtigung, aus einer Schwäche, aus einem unerheblichen Merkmal, das der Verstand an einer Person oder einer Sache wahrnimmt.

Wir lachen über die falsch gesungene Note einer Sängerin, über die Ungeschicklichkeit eines Kellners, über den Sturz einer aufgeblasenen Person. Nach der Meinung der Philosophen entsteht das Lachen der Komik, das Lächerliche, auch aus dem Gegensatz und dem Mißklang zwischen dem, was wir erwarten, und dem, was dann wirklich passiert. Das ist etwa der Fall bei der Parodie, bei den Clownnummern usw.

Neben diesen klassischen Analysen hat René Descartes erkannt, daß das Lachen vom Körper abhängig ist. Das Lachen wird durch die Emotion, durch ein Erstaunen oder ein Erschrecken, bestimmt; es ist ein Phänomen der «Überraschung aus Bewunderung». Aber diese Bewunderung beruht auf einem vorschnellen Urteil, das Lachen überrumpelt sozusagen die Urteilsfähigkeit. Folglich können sich die Vernunft und die Urteilskraft auch einschalten und eine Lachhemmung durch ihren rein intellektuellen Einfluß hervorrufen. So gesehen ist das Lachen ein Irrtum, ein Mangel an Urteilskraft. «Es ist besser, weniger lustig zu sein und über mehr Wissen zu verfügen ... Die großen Freuden sind in der Regel düster und streng», meint der französische Denker.

Baruch Spinoza unterscheidet das Lachen und den Spaß, die reine Freuden sind, von der Verspottung, die schlecht ist. Wir haben die These von Kant gesehen, der den Akzent auf die intellektuellen Wirkweisen des Lachens gelegt hat.

Henri Bergson verwahrt sich in seinem Hauptwerk *«Le Rire»* (*«Das Lachen»*), das eine ungeheure Verbreitung gefunden hat, in lobenswerter Weise davor, eine Definition der Komik zu liefern. Er erklärt, daß seit Aristoteles alle Definitionen zu weit gefaßt seien und es nicht ermöglichten, die Komik «herzustellen». Bergson untersucht die Herstellungsprozesse der Komik und versucht, allgemeine Gesetze davon abzuleiten. In einem Abschnitt spricht er vom «Mechanischen als Kruste über Lebendigem», und er liefert Variationen zu diesem Thema. Das Lachen entstehe jedesmal, wenn ein Individuum eine automatische Reaktion anstelle einer benötigten intelligenten und angepaßten Reaktion zeige. Das Lachen ist in seiner Sicht eine Reaktion auf das Schauspiel der Unangepaßtheit an das Leben, der Dummheit, der Ungeschicklichkeit und der Sittenlosigkeit. Die Komik richtet sich hingegen an die reine Intelligenz. Unter den Variationen zu diesem Thema der automatischen Reaktion studiert Bergson die Komik der Formen und der Bewegungen, die Komik der Situationen, der Wörter und Buchstaben. Er wendet seine Definition anhand von außerordentlich vielen Beispielen an. Trotz ihrer Bekanntheit scheint die Theorie Bergsons unzureichend, und es ist nach seinen Ausführungen schwer einzusehen, warum das Lachen eine fröhliche, explosive Entspannung sein soll.

Für viele Philosophen und Psychologen wurde das Lachvermögen mit unterschiedlichen Persönlichkeitsaspekten in Zusammenhang gebracht. Das Lachen wurde als Befriedigung des Verlangens nach Überlegenheit und Eitelkeit betrachtet oder mit Streitsucht assoziiert. Erwähnt wurden auch die Vorliebe für Unschicklichkeit, der Gegensatz zwischen den Ideen, das zweckfreie Spiel des Intellekts, während die spöttische Laune mit egozentrischen Gefühlen verbunden wird.

In seinem 1983 erschienenen Werk *«Le rire, suite»* schlägt der Soziologe Jean Fourastié – im Bemühen, dem Buch von Bergson eine Fortsetzung zu geben – für das Lachen eine Definition vor, die er als umfassend betrachtet: «Das Lachen entspringt einem Aufbrechen des Determinismus.» Er erklärt auch, daß es – eher als «Mechanisches als Kruste über Lebendigem» – im Lachen «schlecht angepaßtes Lebendiges, das an die Stelle des Mechanischen tritt», gebe. Ich weiß nicht, ob diese neue Definition auf das gleiche Echo stoßen wird wie jene von Bergson.

Trotz der volkstümlichen Ansichten über die positive Bedeutung des Lachens sind die Moralurteile in bezug auf das Lachen oft negativ ausgefallen. Man muß sich hier in Erinnerung rufen, daß es erst seit weniger als zweihundert Jahren gesellschaftlich anerkannt ist, in der Öffentlichkeit zu lachen. Im Abendland wurde das Lachen lange Zeit im besten Fall als unhöflich, im schlechtesten jedoch als teuflisch betrachtet. Im mittelalterlichen Denken wurde die Liebe als gehobenes Gefühl in einem Organ, nämlich im Herzen, lokalisiert, während das Lachen als niedriges Verhalten in die Tiefe der Bauchhöhle, in die Milz, verbannt wurde.

In der *«Apology of the True Christian Divinity»* aus dem Jahre 1676 schreibt Robert Barclay: «Es ist den Christen nicht erlaubt, Spiele, Komödien und Sport zur Entspannung auszuüben; sie sind unvereinbar mit der katholischen Ruhe, Nüchternheit und Würde. Das Lachen, der Sport und die Jagd sind keine christlichen Beschäftigungen.» Die ersten amerikanischen Einwanderer, strenggläubige Protestanten, verachteten das Lachen und ließen es nur zu, wenn es dazu diente, eine Morallektion zu veranschaulichen. Auch in England, zur Zeit der Königin Viktoria, war das Lachen in den Empfangssälen untersagt. Man verstieg sich sogar zur Behauptung, das Lachen bei den Kindern sei unnatürlich, und die Kinder würden niemals lachen, wenn sie nicht gekitzelt würden.

Diese negativen Einstellungen zum Lachen weisen auf die philosophische Lehre von Charles Baudelaire in seinem Werk *«De l'essence du rire»* hin. Es handelt sich dabei um eine religiöse Theorie, nach der das Lachen seine Ursprünge in der Ursünde habe. Das Lachen sei eine Form des Hochmuts, verbunden mit einem grausamen Gefühl der Überlegenheit und der Schadenfreude. Das Wesentliche am Lachen sei im Sarkasmus* zu sehen – der Lachende beiße bildlich gesprochen voll zu und trage das Beutestück weg. Baudelaire schreibt, der Gerechte und der Weise würden niemals lachen; auch die Engel lachten nie, und Christus habe nie gelacht, denn das Lachen sei teuflisch.

Solche negativen Meinungen stoßen im 20. Jahrhundert auf Widerhall. Das Werk von Freud enthält in seiner Reichhaltigkeit genügend Zweideutigkeiten, um eine gesonderte Erörterung nötig zu machen; aber man findet auch in relativ neuen Schriften, wie in jener von A. N'Guyen, *«Rire et Dérision»*, die auf den verächtlichen Charakter des Lachens gelegte Betonung wieder. Wie viele Autoren besteht auch N'Guyen auf der Feststellung, daß der Spott mit dem Wurm im Innern einer Frucht vergleichbar sei; der Spott sei demnach die geheime Essenz, die für das Lachen wesentlich sei. Das Lachen verrate eine feindselige und überlegene Einstellung dem gegenüber, worüber man lacht.

Die Lust am Lachen wurde von den Denkern und Philosophen selten berücksichtigt. Zum großen Glück verschmähen es die Vertreter anderer, spezialisierterer Disziplinen nicht, das Thema «Lachen» auf spielerischere Art anzugehen.

Auch die Zoologen haben sich mit dem Lachen abgegeben – oder jedenfalls mit dem, was dem Lachen bei den Tieren entspricht. Darwin widmet dem Lachen mehrere Seiten. Als Evolutionstheoretiker findet er die den Menschen eigene Lachmimik bei den Menschenaffen (Schimpansen, Orang-Utans) wieder. Durch Kitzeln lasse sich sogar eine «Lachgrimasse» auslösen,

---

* Beißender Spott, aus gr. *sarkázein*: zerfleischen; *sárx*: Fleisch

die die vom Tier empfundene Lust zum Ausdruck bringe. Merkwürdigerweise betrachtet Darwin das Vergießen von Tränen, das sich im Gegensatz zu den Affen bei der menschlichen Gattung nach einem verrückten Lachausbruch zeigt, als grundlegenden Unterschied zwischen dem tierischen und dem menschlichen Lachen. Die ganze Schöpfung lacht, aber nur der Mensch kann Tränen lachen. Das Lachen ist für Darwin ein angeborenes und grundlegendes Phänomen. Andere Autoren identifizieren das Lachen wie Darwin auf rein anthropomorphe Art und stellen Gefühle der Fröhlichkeit bei den Primaten, das Lachen und das Lächeln bei den höheren Affenarten fest.

Die Ethnologen haben das Lachen bei den sogenannten «primitiven Völkern» untersucht. Sie betonen in ihren Schilderungen die offenkundige Fröhlichkeit, die bei den Sudannegern zu beobachten ist. Die Kinder seien fröhlich, ihre Augen lachten, bevor man sie überhaupt anspreche. Auch die Erwachsenen seien oft lustig und scherzten gerne. Die Ethnologin und Afrikaspezialistin Germaine Dieterlen führt diese Heiterkeit auf das Fehlen von metaphysischer Angst zurück, die aus dem ständigen Kontakt mit «Mutter Natur» stamme. Die Ethnologen beschreiben auch die beliebten, gesellschaftlich organisierten Lachsitzungen bei den Dogons. Hier bewirken Scherze und Lachausbrüche eine allgemeine Teilnahme, und man spricht in diesem Zusammenhang von «kathartischem Bund». Zwischen dem, der einen Scherz macht, und dem, der das Objekt davon ist, findet ein Austausch von Lebenskraft statt.

Bei den Indianern am Amazonas stellt Bertrand Flornoy, der Leiter der französischen Expeditionen im oberen Amazonasgebiet, ebenfalls eine große Fröhlichkeit fest. In Perioden des normalen Lebens lachen sie, machen Späße und sind für den Humor sehr empfänglich. Alle Bereiche des Alltags können zum Gegenstand des Lachens werden. Die Kinder dürfen sich auch über ihre Eltern lustig machen. Karikaturen, Tierimitationen, Erzählungen über eheliches Mißgeschick, Späße mit erotischen Anspielungen wie auch gewisse magische und religiöse Erscheinungen sind für die Indianerstämme des Amazonasgebietes Anlaß zu großem Gelächter. Dabei handelt es sich um Phänomene mit individuellem Charakter, ohne religiöse Rituale, wie dies in Afrika der Fall ist. Die Ethnologen vermerken außerdem, daß das Lachen ein Bestandteil der Gruppe, des Klans sei und daß diejenigen, die nicht zur betreffenden Gemeinschaft gehören, davon ausgeschlossen seien.

Bei den Indianern Nordamerikas gab es Clownheiler, deren Aufgabe darin bestand, Heiterkeit zu erwecken, bis die für Krankheiten verantwortlich gemachten Geister die Flucht ergriffen.

Die Soziologen haben das Lachen in seinen Gesellschafts- und Beziehungsaspekten studiert. Als einer der ersten hat Bergson die Aufmerksamkeit auf den sozialen Charakter des Lachens gelenkt. Nach seiner Auffassung muß das Lachen, das sich an die reine Intelligenz wendet, mit anderen geistigen Wesen in Berührung bleiben. Das Lachen benötige ein Echo, und man genieße die Komik nicht, wenn man sich isoliert fühle. Das Lachen sei immer das Lachen einer Gruppe, und wer an einer Gruppe lachender Menschen vorübergehe, verspüre keine Lust zu lachen. Wenn er aber dazu eingeladen werde, sich der Gruppe anzuschließen, werde er zweifellos bereitwillig in das Lachen einstimmen. Solange dies nicht der Fall sei, bleibe dem Außenstehenden nichts anderes übrig, als sich zu entfernen. Das Lachen beinhalte eine Vorstellung von Einvernehmen, von Komplizenschaft mit anderen Lachern, seien sie wirklich oder fiktiv. Das natürliche Umfeld des Lachens sei die Gesellschaft. Das Lachen habe eine soziale Aufgabe und eine soziale Bedeutung, bevor es eine abstrakte Beziehung zwischen Ideen sei, wie es sich dem Verstand darstelle. Das Lachen sei ansteckend. Im Theater falle das Lachen um so ausgiebiger aus, je mehr Personen im Saal seien.

Alle diese Behauptungen von Bergson können als Hinweise für gewisse Richtungen betrachtet werden, die von den Soziologen bei der Erforschung des Lachens eingeschlagen wurden. Auch andere Forschungsthemen sind möglich: Man könnte untersuchen, in welchem Maße die soziale Gruppe das Lachen fördert und zügelt, inwiefern sie das Lachen bei dieser oder jener Gelegenheit des Gemeinschaftslebens vorschreibt oder ausschließt, wie sie die Stärke und die Dauer der Lachausbrüche reguliert; man könnte den Stellenwert des Lachens in der religiösen Symbolik, bei den untergegangenen Zivilisationen studieren oder die Bedeutung des Lachens in den modernen Gesellschaftsformationen untersuchen (Willkommensein, Verachtung, Zustimmung, Zurückhaltung, Begünstigung usw.).

Auch der gesellschaftliche Einfluß des Lachens kann definiert werden: spontanes, kurzlebiges oder launenhaftes Lachen, das nach David Victoroff ohne sozialen Einfluß ist, auf der anderen Seite «Lachklischees», die eng mit sozialen Realitäten verwoben sind.

Victoroff schildert beispielsweise mögliche Experimente, die zu messen erlauben, wie das Lachen durch die Gruppe geformt und wie unsere Einschätzung der Komik durch die soziale Gruppe verändert wird. Es ist auch möglich, die Wertschätzung einer bestimmten Art von Komik im Hinblick auf soziale Zugehörigkeit einzuordnen.

So bevorzugen die Soldaten die unsittliche Komik, während die Lehrer sie verabscheuen. Letztere wiederum schätzen vor allem die unsinnige Komik. Die Studenten scheinen der Parodie den Vorzug vor den Soldatenwitzen zu geben. Die Frauen wiederum lassen sich durch das Lachen leichter anstecken als die Männer. Das einzige Verdienst dieser Studien ist ihr experimenteller Charakter. Sie erbringen nur die erwarteten Resultate, die die Analyse des Phänomens und das Vorstellungsvermögen vorauszusehen erlaubten. Originell sind sie allerdings darin, daß sie die philosophische Spekulation hinter sich lassen und das Feld des experimentell überprüfbaren Wirklichen betreten.

Das Lachen setzt die Lachenden untereinander in Beziehung. Für Säuglinge und Kinder ist dies das erste soziale Phänomen; sobald das Kind in die Gesellschaft hineinwächst, reagiert es auf das mütterliche Lächeln und auf das Lachen in seiner Umgebung. Es lächelt, bevor es lacht, und wenn das Kind in lautes Lachen ausbricht, begrüßt jeder Anwesende diesen wahrnehmbaren Fortschritt in seiner Entwicklung. Es beginnt, an der Kommunikation teilzunehmen, nimmt durch das Lachen mit uns Kontakt auf und tritt in die menschliche Gemeinschaft ein; man gliedert es ein, indem man es zum Lachen bringt. Das ist die erste Bindung, die sich festigt. Gewöhnlich kann man beobachten, daß ein normaler Mensch nur sehr selten allein lacht; selbst die Lektüre eines äußerst lustigen Buches löst nur ausnahmsweise ein einsames Lachen aus; zudem pflegt man den Geisteszustand von Leuten, die alleine lachen, in Frage zu stellen.

Das Lachen schafft eine Verbindung, aber es ist auch Ausdruck einer Barriere. Trotz der aggressiven Bedeutung, die man dem Lachen unterstellt, ist es für Menschen, die miteinander gelacht haben, sehr schwierig, ihre Aggression beizubehalten. Das Lachen wirkt entwaffnend, es bringt das Eis zum Schmelzen, löst Förmlichkeiten auf, überwindet Konventionen und schafft eine Komplizenschaft, ein stillschweigendes Einverständnis.

Das Lachen setzt nicht nur eine kulturelle Gemeinsamkeit voraus, es schafft sie auch. Bergson war der Überzeugung, daß das Lachen eines Echos bedürfe. Dieses Echo ist mehr als einfach nur ein günstiger Umstand; das Lachen sucht nach dem Echo, ruft es wach und setzt der Einsamkeit des Menschen ein Ende.

Die genetische Psychologie befaßt sich mit der Entwicklung und der Bedeutung des kindlichen Lachens. Die ersten Anzeichen eines Lächelns sind wesentliche Ausdrucksformen, über deren Ursprung und Bedeutung sich die Forscher streiten. Der Übergang vom körperlichen zum seelischen Lächeln ist tatsächlich schwierig auszumachen. Das körperliche Lächeln kann man von den ersten Säuglingsmahlzeiten an beobachten, als glücklicher Ausdruck, der mit der Mahlzeit verbunden ist. Man gewinnt beim Neugeborenen auch ein Reflexlächeln, wenn man seine Unterlippe oder die Wangen berührt. Die Anfänge des Lächelns als Hinweis auf die sich entwickelnde Gefühlserregbarkeit und als Reaktion auf das Lächeln der Mutter sind viel schwieriger festzuhalten. Es ist insbesondere unmöglich, das Psychisch-Affektive von der geistigen Verarbeitung erkennbarer Gegenstände, die mit der neurologischen Reifung verbunden sind, zu unterscheiden. Jean Piaget hat die außergewöhnliche Kompliziertheit und Steigerungsfähigkeit dieses Verarbeitungsprozesses aufgezeigt. Die Schwankungen von einem Kleinkind zum anderen sind sehr groß, und man kann nur Durchschnittswerte und Größenordnungen festlegen. Zwischen fünf und sechs Wochen: erstes reaktives Lächeln auf das mütterliche Lä-

cheln; ungefähr mit vier Monaten: Erscheinen des lauten Lachens; zwischen sechs und acht Monaten (manchmal auch früher): der Säugling erkennt den Erwachsenen, der sein Zimmer
betritt, wieder und wird für das Kitzeln empfänglich.

Im Alter von acht oder neun Monaten ist der Säugling zu
unterscheidendem Lächeln fähig, das nun einem bestimmten
Individuum vorbehalten ist. Im Alter von 18 Monaten bis zu
vier Jahren variiert der Durchschnittswert bei Kindern zwischen
einem Lächeln alle sechs Minuten bis zu einem Lächeln jede
Minute. Diese Zahlenangaben sind äußerst unterschiedlich, je
nach Kind, Zivilisation und klimatischen Bedingungen. Außerdem gibt es Kinder mit ständig heiteren Gesichtszügen und andere, die in ihrer Gelassenheit kleinen Buddhas gleichen und
nur schwer aufzuheitern sind.

Die Kleinkinderbeobachtung erlaubt es vor allem, alle jene
Theorien auszuscheiden, nach denen die Komik aus einem
Überlegenheitsgefühl heraus entsteht und die behaupten, in jedem Lachen stecke ein Stück Feindseligkeit. Piaget erklärt
dazu: «Der gesamte Bewußtseinsinhalt des Kindes wird auf die
äußere Wirklichkeit projiziert, was ein völliges Fehlen des
Selbstbewußtseins mit sich bringt.» Das Ego des Kindes ver-
mischt sich mit dem Universum. Wenn das Kind lacht, meint es,
alle Menschen lachten; wenn es leidet, glaubt es, alle würden
seinen Schmerz empfinden. Dieser Zustand kleinkindlicher
Selbstbezogenheit ist allem, was mit Spott, Lächerlichmachen
oder Überlegenheitsgefühl anderen gegenüber zusammenhängt,
derart fremd, daß es sich beim Lachen des Kindes nur um den
Ausdruck seiner Spiellaune handeln kann.

Die kleinen Kinder lachen nicht *über* lustige Situationen,
sondern *in* lustigen Situationen.

Freuds Behauptung, die Lust an der Komik stehe im Zusammenhang mit einer «Ökonomie des psychischen Aufwandes»,
ist von Herbert Spencers Theorien abgeleitet. Spencer glaubte,
daß das Lachen nur entstehe, weil unsere Nervenkraft darauf
eingestellt sei, etwas Wichtiges aufzunehmen, und statt dessen
etwas Banales erscheine.

Für die Psychoanalytiker ist das Lachen eine Abreaktion:
Man läßt etwas Verdrängtes passieren. Nach ihrer Ansicht sind

die beiden am meisten verdrängten Dinge die Aggressivität und die Sexualität. Das Lachen diene den aggressiven und sexuellen Regungen als unbewußte Abführung. Der Humor und die Wortspiele werden im Hinblick auf das im geheimen schlummernde Motiv, das diese Thesen erhärtet, untersucht. Wenn auch Freud nicht zu ahnen schien, daß das Lachen eine therapeutische Wirkung haben könnte, und wenn auch das Studium der geistreichen Einfälle nur ein Mittel unter anderen ist, die neurotischen Patienten zu analysieren, anerkannte er doch, daß das Lachen gesund sein kann, auch ohne eine hintergründige Krankheit. Im Nachtrag von 1928 zu seiner Schrift *«Der Witz und seine Beziehung zum Unbewußten»* aus dem Jahre 1905 schreibt er nämlich: «Der Humor fügt sich nicht, er fordert heraus, er beinhaltet nicht nur den Triumph des Ichs, sondern auch das Lustprinzip, das Mittel und Wege findet, sich trotz ungünstiger äußerer Realitäten zu behaupten.» Triumph des Ichs und Bestätigung des Lustprinzips würden in die Richtung eines positiven Zugangs zum Lachen und zum Humor weisen, aber in Übereinstimmung mit der psychoanalytischen Theorie sieht Freud darin einen regressiven Prozeß, eine Flucht vor der Wirklichkeit.

Es ist nicht möglich, ein erschöpfendes Inventar aufzunehmen über die unbegrenzte Vielfalt komischer Erfahrungen; jeden Tag bereichern neue Entdeckungen den überreichen Schatz lustiger Geschichten, humoristischer Effekte und komischer Situationen.

Dagegen ist es nützlich, eine gewisse Anzahl von üblichen Vorgehensweisen und häufigen Themen der Komik auf der Bühne oder auf dem Bildschirm zu überprüfen. Bergson verdanken wir die klassische Unterscheidung zwischen einer Komik der Formen, der Bewegungen, der Situationen, der Wörter und schließlich des Charakters. Dies sind meines Erachtens sehr intellektuelle Unterscheidungen, die voraussetzen, daß das Gruppenlachen dann entsteht, wenn die am Lachen Beteiligten ihr Empfindungsvermögen zum Verstummen bringen und ihre Intelligenz auf einen besonderen Effekt ausrichten. Ihre Aufmerksamkeit ist dann auf einen bestimmten Punkt gerichtet, etwa auf die Unbeholfenheit, die Zerstreutheit oder die körperliche Erscheinung einer Person. Es erscheint mir viel wirkungs-voller, die Techniken der Komik und des Humors von einem praktischen Standpunkt aus unter die Lupe zu nehmen. Zum Beispiel können wir von den Wörtern ausgehen, die die lach-haften Dinge kennzeichnen. «Lustig» beschreibt etwas, was ko-misch aussieht; als «witzig» bezeichnet man etwas, das sich auf der Ebene des Verstandes abspielt und zum Lachen bringt. «Lu-stig» bezieht sich auf eine einfache Wahrnehmung, «witzig» auf einen verstandesmäßigen Prozeß. Ein Clown, der ein bizarres Kostüm trägt, verkörpert eine lustige Wahrnehmung; ein Clown, der etwas Unerwartetes tut oder etwas Erwartetes sein läßt, löst beim Zuschauer den Verstandesprozeß des Komi-schen, Witzigen aus.

In der Realität erwarten wir oft, wie dies bei einem Clown der Fall ist, daß wir diese beiden Seiten der Komik gemeinsam vorfinden: die lustige Wahrnehmung und das Witzige, das mit der geistigen Tätigkeit verbunden ist. Und da das Ganze im Zu-stand der Spiellaune erfahren werden muß, stellen wir den Un-terschied sozusagen nie fest.

Das Lachen in komischen Situationen kann auf ein Über-maß an Sympathie korrigierend wirken und dadurch Bezeich-nungen wie bizarr, sonderbar, ungehörig, verdorben usw. recht-fertigen, die dem Lachen gelegentlich zugeschrieben werden. Das im Laufe eines Denk- oder Handlungsprozesses entstan-dene Lachen erscheint unvermittelt und kann die ebenfalls auf das Lachen angewendeten Attribute wie Erleichterung, Enttäu-schung, Sparsamkeit bei der seelischen Verausgabung usw. er-klären. Das Lachen vereinigt all dies, denn es umfaßt die beiden Prozesse.

Unter den üblichen Techniken der Komik findet man alle möglichen Arten, sich mit Hilfe der Sprache zu amüsieren: Wortspiele mit grausamem, geistreichem und praxisbezogenem Charakter, die Komik der entstellten Wörter, der Versetzung der Anfangsbuchstaben und der unbeständigen Grammatik. Man kann auch über ein Zuviel oder ein Zuwenig lachen, über eine Übertreibung. Man kann die Übertreibung wie eine Waffe handhaben, die Ironie, den Sarkasmus oder den Spott einset-zen.

Auf jeden Fall erscheint der psychologische Zugang zum Lachen und zur Komik als unzureichend, um die Wechselwirkungen zwischen dem Lachhaften und dem Lachen auszuleuchten. Das Lachen ist gleichzeitig umfassender als die Komik, und umgekehrt ist es nicht unbedingt an das Bewußtsein der Komik gebunden. Ein Mensch mit trockenem Humor zum Beispiel wirkt komisch, ohne daß er lachen würde.

Vor allem ist das Lachen ein Gesamtphänomen. Der geistig-gefühlsmäßige Gehalt des Lachens kann nicht vom körperlichen Aspekt abgelöst werden – von der Kontraktion gewisser Muskeln, von der Atemtätigkeit und vom Funktionieren der Nervenzentren.

DIE ÄRZTE UND DAS LACHEN

Die Vorstellung, das Lachen könne eine heilsame Wirkung haben, geht auf eine lange medizinische Tradition zurück. Genauer gesagt, der Einfluß der Moral auf die Krankheit und ihre Behandlungsweisen ist den Ärzten seit dem Höhepunkt der Antike bekannt. Im Unterschied zu den Psychologen, Denkern und Philosophen haben aber die Ärzte als Spezialisten für den menschlichen Körper das Problem des Lachens fast immer pragmatisch angepackt, ohne sich mit ethischen Erwägungen zu belasten.

Der Mensch ist ein in Gemeinschaften organisiertes und vernunftbegabtes Lebewesen; sein Körper dient ihm als Mittel, seine Intelligenz in der sinnlich wahrnehmbaren Welt zu bekunden. Die eine Seite kann nicht ohne die andere handeln. Meistens ist das Physische der Moral unterstellt; gerade durch die vorübergehende Vormachtstellung der Moral über den Körper entwickelt sich eine große Zahl von Krankheiten. Im Menschen existieren Neigungen zum Wohl- und zum Unwohlbefinden. Jeder kann sie Tag für Tag empfinden, fast immer ohne die Quellen bestimmen zu können. Diese Empfänglichkeit hängt von mehr oder weniger starken Störungen in den Eingeweiden und im Nervensystem ab. Entsprechend dem Geisteszustand und der unterschiedlichen Natur der Ideen und des Seelenlebens kann die Organtätigkeit abwechselnd angeregt, unterbrochen oder völlig umgekehrt werden. Angst bewirkt beispielsweise eine Schwächung und kann die Muskel- und Bewegungskräfte beeinträchtigen, während Freude, Hoffnung und Mut diese Kräfte beträchtlich stärken können. Nichts war deshalb für die Ärzte sinnvoller, als nach den Beziehungen zwischen den körperlichen und den früher «moralisch», heute «psychisch» genannten Fähigkeiten zu forschen.

Bereits in der Antike stellten einzelne Ärzte eine Übereinstimmung zwischen bestimmten körperlichen Zuständen und gewissen Redensarten und Charakterzügen fest – so Hippokrates in seiner Elementenlehre und Galen (Claudius Galenus) in seiner Klassifizierung der Temperamente. Die Menschen unterscheiden sich durch ihre Empfindungsweise, aber auch durch das Alter, das Geschlecht, das Temperament und die Krankheiten. Beim gleichen Menschen haben die verschiedenen Eindrücke, ihrer Natur und vielen Nebenumständen entsprechend, ein sehr ungleiches Maß an Kraft und Lebhaftigkeit zur Folge. Eine Person kann von Eindrücken gepackt, ergriffen oder beherrscht sein, die eine andere kaum bemerkt oder nicht einmal wahrnimmt. Außerdem wird die Empfindungsweise stark durch das Klima sowie durch die Lebens- und Arbeitsweise beeinflußt.

Bereits in der Bibel – sie ist ja auch das erste medizinische Buch der Menschheit – wird festgehalten: «Ein fröhlich Herz macht das Leben lustig; aber ein betrübter Mut vertrocknet das Gebein» (Buch der Sprüche, XVII, 22), «Ein gütiges Herz ist des Leibes Leben» (Buch der Sprüche, XIV, 30) oder auch «Die Fröhlichkeit des Menschen verlängert seine Tage» (Ecclesiasticus, XXX, 22). Seit der Zeit des Aristoteles findet man in der medizinischen Literatur da und dort verstreut ausführliche Hinweise auf das Lachen. Die Ärzte der Antike lobten es als Mittel zur Kräftigung der Lungen und zur Stärkung des ganzen Organismus.

Ein bekannter Wundarzt im 13. Jahrhundert, Henri de Mondeville, empfahl das Lachen als Hilfe für die Genesung der Operierten. Er vermerkt in seinen Schriften, daß die negativen Emotionen die Heilung behindern können: «Der Wundarzt wird seinen Patienten Gefühle wie Zorn, Haß und Traurigkeit untersagen. Er wird sie daran erinnern, daß der Körper durch die Freude erstarkt und durch die Traurigkeit geschwächt wird.» Richard Mulcaster, ein englischer Arzt im 16. Jahrhundert, vertrat die Meinung, das Lachen sei eine Körperübung und als solche gesund. Er war auch der Ansicht, daß das Lachen «denen hilft, die melancholisch sind und deren Brust und Hände kalt sind, denn das Lachen verdrängt in der Brust viel Luft und erzeugt eine Hitze, die das Blut peitscht». Ein anderer Arzt im 16. Jahrhundert, Laurent Joubert, legte dar, daß die Freude zuerst das Herz, dann das Zwerchfell dehne und demzufolge zu einer erweiterten Atmung führe. Die Folgen davon seien offensichtlich günstig: Die Stirne verbreitere sich, die Augen begännen zu leuchten, die Wangen würden sich färben . . . Joubert schließt sich der Meinung von Aristoteles an, das Lachen werde durch einen Defekt oder eine Mißbildung verursacht, die weder beschwerlich noch gefährlich sei. In der gleichen Epoche machten Friedrich Hoffmann und Eugène Sue darauf aufmerksam, daß seelische Erschütterungen gewisse Krankheiten erzeugten und andere auslösten. Johann Alexander Brambilla bestätigte, daß die Emotionen den schlechten Zustand von Wunden noch verschlimmerten, während das Lachen und die Hoffnung ihrer Vernarbung förderlich seien.

Novalis, der große deutsche Romantiker Ende des 18. Jahrhunderts, war zwar kein Arzt, aber er begeisterte sich für alle Wissenschaften und interessierte sich für deren neuesten Entwicklungsstand; seine unvollendete Enzyklopädie hat beinahe medizinischen Charakter und weist den ungeheuren Vorzug auf, die ganze Natur als potentielle Einheit zu betrachten. Er schreibt: «Das Lachen ist ein Krampf» und «die Ursache des Lachens würde demnach nur aus dem Kontrast einer plötzlichen Erleichterung nach einer gespannten Erwartung auftreten – in Analogie zum elektrischen Funken.» An anderer Stelle spricht er vom «Lachen als Kur gegen die Schwermütigkeit» und meint, «die einzige Methode, die wirklich das Lachen auslöst, ist die jähe Entlastung der Aufmerksamkeit». Er erwähnt auch die «Heilung der Schmerzen durch das Kitzeln».

Im 19. Jahrhundert vertrat Gottlieb Hupland, ein deutscher Arzt, die These, das Lachen sei eine der wichtigsten bekannten

Verdauungshilfen. Er ruft die mittelalterliche Sitte in Erinnerung, die Tischgäste bei einem Essen durch Possenreißer zu unterhalten, ein Brauch, den er auf hervorragenden ärztlichen Prinzipien begründet sieht. 1860 kündigte Herbert Spencer die moderne Auffassung über das Lachen an. Er schreibt, das Lachen sei eine Methode, die übermäßigen Spannungen abzuführen, und demnach ein wichtiger Mechanismus der Erleichterung.

Zu Beginn des 20. Jahrhunderts ordnete James Sully das Lachen unter die «Leibesübungen» ein; es erzeuge ein starkes Anwachsen der Lebensaktivität, indem es die Nervenreizung verstärke. William McDougall entdeckte zwei Vorteile des Lachens: es entspanne und lenke die Aufmerksamkeit ab, außerdem bewirke es eine Belebung des Kreislaufs und der Atmung, was ein angenehmes Gefühl des Wohlbefindens mit sich bringe.

Der amerikanische Arzt James J. Walsh veröffentlichte 1928 ein enthusiastisches Buch, *«Laughter and Health»*, in dem er eine mathematische Gleichung aufstellte: «Die Gesundheit eines Individuums ist proportional zur Häufigkeit seines Lachens.»

1976 berichtete ein amerikanischer Journalist, Norman Cousins, in der renommierten medizinischen Zeitschrift *«New England Journal of Medicine»*, wie er dank des Lachens und der Einnahme von Vitamin C von einer Spondylarthritis, die in seinem Körper Versteifungen auslöste, genas (es handelte sich um eine sehr schwere Entzündungskrankheit der Gelenke und der Wirbelsäule). Diese Mitteilung fand einen ungeheuren Widerhall und war der Anlaß für eine Neubelebung der medizinischen Arbeiten und Forschungen zum Phänomen des Lachens.

Im September 1982 tagte in Washington ein internationales Symposium unter dem Präsidium der Ärzte Fry (von der Standford-Universität) und Goldstein (von der Temple-Universität). Die Teilnehmer wollten die wissenschaftlichen Errungenschaften in bezug auf die therapeutischen Kräfte des Lachens auf den neuesten Stand bringen und Richtlinien für die künftige Forschungstätigkeit festlegen.

Parallel zu dieser typisch ärztlichen Grundhaltung, die durch die Erfahrung im Umgang mit Problemen der Gesundheit und der Krankheit bestimmt wird, haben zahlreiche wissenschaftliche Entdeckungen in der Physiologie und in der Biologie das erhärtet, was bis anhin nur unbestimmte Eindrücke oder verlockende Hypothesen waren. Es scheint mir sinnvoll, die Hauptetappen dieser Forschungen ins Gedächtnis zurückzurufen, um die Gesetzmäßigkeiten des körperlichen und des seelischen Ausdrucks zu verstehen.

Die alten Vorstellungen begründeten das Leben auf dem Atem – *pneuma* bei den Griechen, *anima* bei den romanischen Völkern. Diese Auffassungen haben im 18. Jahrhundert zur Entdeckung der atemphysiologischen Mechanismen durch Antoine L. Lavoisier geführt; dieser Forscher zeigte mit experimentellen Mitteln auf, daß Lebewesen ohne Atmung nicht existieren können. Die Atmung besteht in einem Einsaugen von Sauerstoff und in einem Ausstoßen von Kohlendioxid. Das Wissen um die Bedeutung der Oxidation in den Geweben setzte sich immer stärker durch; heute ist die Wichtigkeit einer besseren Oxidation der Nervenzentren völlig anerkannt.

Im 19. Jahrhundert entwarf Claude Bernard das Konzept der Homöostasie, das heißt des Gleichgewichts zwischen den verschiedenen Funktionen des Organismus dank einer inneren Regulierung, die die Hormone und die Absorbierungs- und Ausscheidungsmechanismen ins Spiel bringt. Die Aufrechterhaltung dieser Homöostasie ist unerläßlich und für die Gesundheit unbedingt erforderlich. Der Organismus funktioniert nach einem ganzheitlichen Prinzip, um dieses Gleichgewicht, das in jedem Moment durch innere oder äußere Destabilisierungsfaktoren bedroht werden kann, beizubehalten. Eine Störung dieses Gleichgewichts macht krank, aber auch die Krankheit führt dazu, das organische Gleichgewicht zu stören.

Die anatomische Beschreibung sowie der Nachweis der physiologischen Rolle des sympathischen Systems (eigentlich gibt es zwei: den beschleunigenden Orthosympathikus und den bremsenden Parasympathikus) machen zahlreiche Mechanismen der Aufrechterhaltung der Homöostasie verständlich. Es handelt sich um ein autonomes, also nicht vom Willen kontrolliertes Nervensystem, das selbsttätig den Herzrhythmus, die Atmung, die Darmbewegungen, die Körpertemperatur usw. reguliert. Das sympathische System, ein aus Leitungen (Nerven) und Zentren (Gehirnbasis und Ganglien) bestehendes Nervensystem, wird durch die Vermittlung chemischer Boten, der Hormone und der Neurotransmitter, wirksam. Sozusagen um den oberen Kortex für die «edlen» Aufgaben des Denkens und der Reflexion freizustellen, gewährleistet das sympathische System die Unabhängigkeit des Organismus und erledigt die laufenden Prozesse reibungslos. Man könnte es mit einem Ministerpräsidenten vergleichen, der seinem Staatspräsidenten, der ihm absolutes Vertrauen schenkt, niemals Bericht erstattet! Wir werden an späterer Stelle sehen, daß dieses System seine Tücken hat. Zugleich werden wir erkennen, daß die Atmung von allen vegetativen, das heißt durch das sympathische System geregelten Funktionen die einzige ist, auf die der Wille wirklich lenkend Einfluß nehmen kann. Diese direkte Einwirkung auf das sympathische System wirkt dann seinerseits auf die anderen vegetativen Funktionen (Herz, Blutdruck, Verdauung usw.) zurück. Dort hat das Lachen, das vor allem eine Atemfunktion ist, einen seiner Angriffspunkte in der Physiologie des Organismus.

In den dreißiger Jahren dieses Jahrhunderts überstürzten sich die wissenschaftlichen Entdeckungen, die die Zentren der Emotionen in der Gehirnbasis nachwiesen und damit die Ausarbeitung des Streßbegriffes ermöglichten.

Zwei Amerikaner, der Physiologe Walter Cannon und sein Schüler Bard, entdeckten die emotionellen Zentren der Gehirnbasis und ihre engen Verbindungen zum Nervensystem. Zahlreiche Tierexperimente und neurochirurgische Eingriffe beim Menschen haben gezeigt, daß die Nervenstrukturen des Paläokortex, des limbischen Systems, des Hypothalamus, des Hippocampus und der Halsdrüse das regulierende Zentrum der Emotionen bilden. Die Stimulierung dieser unterschiedlichen Zentren rufen die mannigfaltigsten Erscheinungen hervor: Freude, Lachen, Zorn, Hunger, geschlechtliche Erregung oder Impotenz. Diese Emotionen werden natürlich von rein organischen Phänomenen begleitet – Verlangsamung oder Beschleunigung des Pulses, Erhöhung oder Senkung des Blutdrucks, Veränderungen der Pupillen, der Darmperistaltik, des Blutzuckeranteils und der im Umlauf befindlichen Adrenalinmenge.

Wenig später, nämlich von 1953 an, wurde eine genaue Kartographie dieser Erzeugung von Emotionen und der Regulierung des sympathischen Systems ausgearbeitet. Die Reizung des hinteren Hypothalamusbereichs ruft eine starke Lustempfindung hervor, jene der hinteren Mitte aggressive Verhaltensweisen, die Stimulierung des Septums (Scheidewand) heitert depressive Verstimmung auf usw. Die Reaktionen werden durch die Neurotransmitter beeinflußt. So sind die Lustempfindungen an die Freisetzung von Noradrenalin gebunden, während bei Schmerzempfindungen zusätzliches Acetylcholin erzeugt wird. Die Stimmungen werden durch das Serotonin beherrscht; wenn sein Anteil sinkt, kommt es zur Depression.

Die Ausarbeitung des Streßkonzepts durch Hans Selye in den Jahren nach 1930 war ein bedeutender Beitrag zur Entdeckung der Produktionsweise gewisser physiologischer und pathologischer Zustände: Das autonome Nervensystem ist der eigentliche Herrscher über das Gleichgewicht und die Regulierung des Organismus; daneben spielt es eine Schutz- und Verteidigungsrolle. Der Organismus bekämpft die Aggressionen aus dem körperfremden Bereich, indem er die Hormone der Hypophyse und der Nebennieren mobilisiert. Aber während diese erste Reaktion heilsam und normal ist, geschieht es – wie Selye gezeigt hat – recht oft, daß die Reaktion übermäßig ausfällt. Das autonome Nervensystem ist dann «übereifrig», und die exzessive Adrenalinproduktion erschöpft die Reserven des Organismus, was zu Ermüdung, zu hohem Blutdruck, Herzinfarkten und Magengeschwüren führt. Die normale, angepaßte Reaktion des Organismus auf eine physische oder psychologische Aggression (Streß) führt dann zu Überreaktionen, die verbunden sind mit der Wiederholung des aggressiven Verhaltens, wodurch eine Erschöpfung hervorgerufen wird. Der Nachweis für die krankhaften Auswirkungen des Stresses hat zur Entwicklung zahlreicher Antistreßmethoden geführt, unter denen dem Lachen der Ehrenplatz gebührt.

Die neueste, noch in voller Entfaltung begriffene Etappe in der Entdeckung der physiologischen Gefühlsmechanismen besteht in der Isolierung der Endorphine und Enkephaline; das sind aus kurzen Aminosäurenketten gebildete Neurotransmitter, die man vor allem im limbischen System findet und die den Schmerz bekämpfen. Der Name «Endorphin» (inneres Morphium) ist ein guter Hinweis darauf, daß es sich um eine Art natürliches Opium handelt, das vom Nervensystem fabriziert wird und die Schmerzempfindlichkeit des Organismus herabsetzt. Das Lachen stimuliert nachweislich die Produktion dieser Endorphine und vermindert somit die Stärke der Schmerzempfindungen. Darin liegt ihr therapeutischer Nutzen.

NEUROPHYSIOLOGIE
DES LACHENS
Was passiert, wenn wir lachen?

Die meisten Lachdefinitionen stimmen darin überein, daß das Lachen eine unwillkürliche Körperreaktion auf eine als angenehm empfundene Emotion ist. Diese Körperreaktion besteht aus einer Reihe von kleinen, aber heftigen Atembewegungen, die von unwillkürlichen Kontraktionen der Gesichtsmuskeln abhängen. Sie werden immer von einer Vokalisierung begleitet, die durch heftiges Ein- und Ausatmen mit Hilfe des Zwerchfells gebildet wird. Gleichzeitig lockern sich die übrigen Muskeln mehr oder weniger stark. Gewisse körperliche Ursachen können das Lachen hervorrufen, indem sie das Zwerchfell reflexartig zusammenziehen, aber in den meisten Fällen kommt das Lachen aus psychologischen Gründen zustande.

Alle Ausdrücke der oben angeführten Definition sind für die Neurophysiologie des Lachens von Bedeutung:

– *Reaktion:* Das Lachen ist ein Reflex, denn man lacht nur auf einen körperlichen oder seelischen Anreiz hin;

– *körperlich:* Das Lachen hat Anteil am körperlichen Geschehen, an der Atmung, an der Muskulatur;

– *unwillkürlich:* Das Lachen ist nicht dem Willen unterworfen, es hat seinen Sitz tief im Innern des Gehirns; wenn das Lachen einmal ausgelöst ist, ist der bewußte Kortex ausgeschaltet;

– *Emotion:* Das Lachen ist eine Emotion; es ist dem allgemeinen Mechanismus der Emotionen unterworfen, bei dem das

Diencephalon und das sympathische Nervensystem ins Spiel kommen;

– *angenehm:* Die Vorstellung von Lust ist wesentlich; sie weist auf die mit dem Lachen verbundenen positiven Werte hin.

Wie jede Definition verlangt auch diese nach einer Differenzierung, was den unwillkürlichen Charakter des Lachens betrifft. Man kann sich ja zum Lachen zwingen, und außerdem löst das Lächeln, das seinerseits willensmäßig ist, oft das Lachen aus.

In gleicher Weise sind die Gefühlsmechanismen ein autonomes Prinzip, aber es gibt doch eine Regulierung der Emotionen durch das bewußte Gehirn. Was den Begriff «angenehm» betrifft, so bezeichnet er das, was Lust auslöst. Aber was bei einem bestimmten Individuum Lust auslöst, ist nicht unbedingt in einem allgemeinen Sinn lustig und geht weit über den Rahmen der Komik hinaus.

Über die psychologischen Ursachen des Lachens, die Auslöser des Lachens, haben wir bereits gesprochen. In einem späteren Kapitel werden wir die körperlichen Ursachen des Lachausbruches (Kitzeln, Lachgas) genauer betrachten. Hier soll nun vor allem von den verschiedenen Strukturen und Systemen des Organismus gesprochen werden, die beim Lachen ins Spiel kommen.

Im wesentlichen gibt es drei Hauptachsen, denen entlang sich das Lachen körperlich manifestiert. Zwei dieser Achsen lassen sich relativ einfach beschreiben, nämlich die der Muskulatur und die der Atmung. Diese beiden Achsen greifen übrigens in gewisser Weise ineinander, denn die Atmung ist teilweise ein Muskelphänomen.

Die dritte Achse ist komplexer. Es handelt sich um die Achse der neurohormonellen Befehlsausgabe, die das bewußte Gehirn (zerebraler Kortex), die neurologischen Zentren der Emotionen (limbisches System), die chemischen Vermittler des Nervensystems, die reflexive motorische Kraft, aber auch das vegetative sympathische und parasympathische Nervensystem (das nicht unter der Kontrolle des Willens steht) ins Spiel bringt.

Die Achse der Muskulatur: Das Lachen aktiviert eine große Zahl von Muskeln, von den kleinen Gesichtsmuskeln, den Muskeln des Kehlkopfes, den Atemmuskeln und dem Zwerchfell bis zur Muskulatur des Unterleibs und der Gliedmaßen. Dabei handelt es sich um eine eigentliche Welle, die sich allmählich fortpflanzt, indem sie an Stärke zunimmt und die ganze gestreifte Muskulatur (willkürlicher Bereich) sowie die glatte Muskulatur (unwillkürlicher Bereich) des Organismus einbezieht.

Die Gesichtsmuskeln sind kleine Muskeln, die für den Ausdruck verantwortlich sind. Sie sind entweder flach oder kreisförmig und hinsichtlich der Mittellinie symmetrisch.

Diese flachen Muskeln (Stirn, Schläfen, kleines und großes Jochbein) ziehen durch ihre Kontraktionen die Mundwinkel und die Augenlider nach oben und formen so den Lachausdruck. Der Ausdruck «zygomatisch» (zum Jochbein gehörend) wird im Französischen auf lustige, komische, amüsante oder extravagante Personen angewendet. Das Jochbein beansprucht seine Muskulatur stark, der Mund öffnet sich so weit wie überhaupt nur möglich. Gleichzeitig lockern sich die Kaumuskeln, und die Kinnladen öffnen sich. Es ist bekannt, daß die Verkrampfung der Kaumuskeln bei ängstlichen Personen zu Beschwerden führen kann; das geht bis zum ständigen Zähneknirschen und dem damit verbundenen Verschleiß des Zahnschmelzes.

Die kreisförmigen Muskeln der Lippen und der Augenlider intervenieren ebenfalls; die Muskeln des Mundes entspannen sich, während sich die der Augen zusammenziehen.

Johann Kaspar Lavater, der berühmte Physiognom im 18. Jahrhundert, beschreibt das Lachen mit den Worten: «Diese Bewegung findet ihren Ausdruck in den hochgezogenen Augenbrauen gegen die Augenmitte hin, auf der Nasenseite gesenkt, in den beinahe geschlossenen Augen, im halb offen erscheinenden Mund; die Zähne sind sichtbar, die Mundwinkel sind zurück und nach oben gezogen, was eine Falte in den Wangen bewirkt; die Wangen erscheinen angeschwollen und scheinen über die Augen hinauszusteigen. Das Gesicht ist gerötet, die Nüstern sind geöffnet, und die Augen können feucht erscheinen oder sogar einige Tränen freigeben, die sich deutlich von jenen der

Traurigkeit unterscheiden und die Bewegung des Gesichtes nicht verändern.»

Die Muskeln des Kehlkopfes und die Stimmbänder sind für die Vokalisierung verantwortlich. Diese stimmliche Umsetzung – «ha-ha-ha-» – wird vor allem durch tiefe Bewegungen des Einatmens hervorgerufen; darauf folgen kurze und krampfartige Verengungen des Zwerchfells und der Nebenmuskeln der Atmung (der ungleichseitigen, zwischen den Rippen gelegenen Muskulatur), die den ganzen Brustkorb zum Einsatz bringen.

Das Lachen wird von weiten Bewegungen des Brustkorbes begleitet. Beim Einatmen werden die mächtigsten Muskeln aktiviert; sie erweitern den Brustkorb in seinen drei Dimensionen: in die Tiefe, im Querschnitt, nach vorn und nach hinten.

Die über den Rippen liegenden, ungleichseitigen, mit kleinen Zacken versehenen Einatmungsmuskeln erweitern den Brustkorb vor allem in seinem Querschnitt und im Durchmesser von vorn nach hinten. Sie sind in qualitativer und quantitativer Hinsicht am unbedeutendsten. Der große Muskel für das Einatmen ist das Zwerchfell, eine mächtige Muskelkuppel, die den Brustkorb vom Unterleib trennt. Beim Einatmen wird seine Krümmung wiederhergestellt, das Volumen des Unterleibes sinkt von oben nach unten, und die Rippenbögen werden nach unten und nach außen gedrängt. Das Zwerchfell erhöht die Atemkapazität in seinen drei Dimensionen, vor allem aber in der Vertikalen.

Im Unterschied zu den Muskeln der Einatmung, die sehr mächtig sind, sind jene der Ausatmung relativ schwach ausgebildet, denn das Ausatmen ist vor allem eine Frage der Lungenelastizität. Die Muskeln der Ausatmung (zwischen den Rippen im Innern gelegen, groß und schräg, klein und schräg sowie quer zum Unterleib) sind jedoch für das Lachen wie für jede Ausstoßung unabdingbar.

Das Lachen, der Gesang, der Husten und das Niesen tragen dazu bei, die Ausatmung über die einfache Lungenelastizität hinauszutreiben und somit den Brustkorb stärker mit einzubeziehen; dadurch kommen die Möglichkeiten der Ausatmungsmuskeln stärker zum Tragen.

In Verbindung mit der Tätigkeit der Atemmuskeln kommt es zu Erschütterungen der Schultern und vor allem zu einer Lockerung der übrigen Muskelregionen. Der Kopf verliert seinen festen Sitz und schaukelt hin und her, die Hände öffnen sich (manchmal so stark, daß sie Gegenstände loslassen), die Beine geben nach, was den Lachenden dazu nötigen kann, sich zu setzen. Diese Muskellockerung kann sich auf den ganzen Körper ausdehnen und auch die Schließmuskeln mit einbeziehen. Es geschieht häufig, daß Frauen beim Lachen einige Tropfen Urin verlieren. Der Ausdruck «Vor Lachen in die Hosen machen» ist weit verbreitet und bezeugt diese physiologische Tatsache.

Parallel zu diesen Auswirkungen auf die willkürliche Muskulatur ergeben sich durch die Vermittlung des autonomen Nervensystems Veränderungen der unwillkürlichen Muskulatur. Der Herzrhythmus erhöht sich, um dann dauerhaft abzusinken, die glatte Muskulatur der Arterien gibt nach und erhöht das Gefäßvolumen, wodurch sich der arterielle Druck verringert. Ebenso öffnen sich die Bronchien durch das Spiel der glatten Muskulatur weiter und verstärken so die Lungenventilation.

Die Achse der Atmung: Wir haben gesehen, daß die Atmung eng mit der Muskulatur verknüpft ist, da die Lungen mit dem Brustkorb verbunden sind und ihre Beweglichkeit von jener des Brustkorbs abhängt. Das Lachen fördert also mechanisch den Gasaustausch, und wir müssen von verschiedenen Lungenfunktionen sprechen, wenn wir verstehen wollen, wie das Lachen beim Aufrechterhalten der Gesundheit auf dieser Ebene ins Spiel kommt.

Der Bronchialbaum reicht vom Kehlkopf bis zu den Lungenalveolen; dazwischen liegen die Luftröhre und die Bronchien. Die Lungen bestehen aus einer beträchtlichen Zahl von Lungenalveolen (rund vierhundert Millionen); dort spielt sich das physiologische Hauptphänomen der Atmung ab: der Gasaustausch, das heißt die Oxidation des venösen Blutes in arterielles Blut. Das Lungensystem ist äußerst stark mit dem Innern des Kreislaufsystems verbunden, und die Oberfläche der Alveolen wird von einem Kapillarnetz bedeckt (auseinandergefaltet würde es eine Oberfläche von 130 Quadratmetern ausmachen).

Die wesentliche Funktion der Lungen ist die Atmung, das heißt für den Organismus, den für seine Verbrennungsvorgänge benötigten Sauerstoff aus der Luft zu erhalten und seine Giftprodukte, vor allem die Kohlensäure als Verbrennungsabfall, auszustoßen. Man darf nicht vergessen, daß die Atmung in ihrer Gesamtheit ein automatisches Phänomen ist durch chemische Einwirkung auf das verlängerte Rückenmark, ein Reflexphänomen durch die Mitwirkung verschiedener Nervenzentren und ein willkürliches Phänomen durch die Intervention des Gehirns.

Neben ihrer wohlbekannten Hauptfunktion der Atmung erfüllen die Lungen noch andere Aufgaben:

– Wirkung auf den Stoffwechsel der biologischen Fette: Die Fette werden gegen die Lungen hin trockengelegt; die Fettzellen der Lungenalveolen hemmen sie, setzen sie fest und vernichten sie durch Verbrennung. Man schätzt, daß das Blut bei der Durchquerung der Lungen zehn Prozent seines Fettanteils verliert.

– Antitoxische Wirkung: Die Zellen des Endotheliums (innere Wand) der Lungengefäße erfüllen eine Abwehrrolle gegenüber ölhaltigen Elementen und im Blut zirkulierenden Fremdkörpern.

– Bakterienvernichtende Wirkung: Die Lungen halten die Mikroben fest und vernichten sie, einerseits dank der großen Zahl von weißen Blutkörperchen, die durch sie hindurchgehen, andererseits dank körniger Spezialzellen, die sich in den Lungenalveolen befinden.

– Die Lungen spielen auch eine besondere Rolle in den Stoffwechselprozessen der Glucose, des Kalziums und der Milchsäure. Besonders die Menge an Milchsäure im Blut verringert sich nach dem Durchgang durch die Lunge; es handelt sich bei ihr um ein Abfallprodukt, das von der Muskelarbeit stammt. Die Ansammlung von Milchsäure ruft Ermüdungszeichen hervor. Die Atmung hilft dabei mit, dieses Gift zu beseitigen.

Beim Lachen sind die Atemfunktionen beträchtlich gesteigert. Das Einatmen ist viel umfassender, die Atempause dauert viel länger als in der Ruhephase, und das verlängerte und stoßweise erfolgende Ausatmen trägt dazu bei, die Vorratsluft in den Lungen vollständiger zu entleeren. Nach Schätzungen kann der Wert des Gasaustausches während des Lachens das Drei- oder Vierfache desjenigen im Ruhezustand erreichen.

Professor William Fry hat zahlreiche Messungen hinsichtlich der Atemformen beim Lachen vorgenommen. Sie haben die Realität der drei Grundelemente nachgewiesen: Einatmung – Atempause – Dominanz der Ausatmung. Auch andere, detailliertere Parameter wurden in den Vereinigten Staaten untersucht; zum Beispiel scheint man die Intensität und die Dauer des Lachens bei einer Frau entsprechend dem Verhältnis ihres Taillenumfangs zu ihrem Brustumfang vorhersagen zu können!

Diese wissenschaftlichen Befunde über die entsprechende Dauer der verschiedenen Atemperioden im Ablauf des Lachens decken sich mit den Weisungen der Yogi bei der Atemkontrolle: Das Ausatmen dauert gewöhnlich fünfzig Prozent länger als das Einatmen; im Yoga muß es mindestens doppelt so lang sein. Auch die Dauer der Atempause, die bei körperlicher Anstrengung entfällt, wird bei den Techniken der Yogi stark erhöht: Sie muß mindestens doppelt so lang sein wie die Dauer des Ausatmens.

Das Lachen ist folglich nicht eine Schulung der Atemkontrolle, sondern ein angenehmes Mittel, auf natürliche Weise nützliche Atemübungen durchzuführen, indem man die Menge der Vorratsluft (also derjenigen Luft, die man durch ein bewußt starkes Ausatmen aus den Lungen ausstoßen kann) in den Lungen erhöht und diese zum Einsatz bringt.

Die Achse der Neurohormone: Dies ist die Achse des Antriebs, der Auslösung und der Erhaltung des Lachmechanismus; ihre Äußerung zeigt sich als ein Muskel- und Atemphänomen. Das Lachen bringt komplizierte neurologische Strukturen ins Spiel, deren ausführliche Beschreibung den Rahmen dieses Buches sprengen würde. Wir müssen jedoch die Hauptelemente dieser Achse betrachten: den Gehirnkortex, das sympathische System und die neurohormonalen Mediatoren.

Der zerebrale Kortex ist das bewußte Gehirn, der «edle» Teil des Nervensystems, Sitz des Denkens, der Reflexion, der Vernunft. Seine Entwicklung ist in der Geschichte der menschlichen Spezies relativ jung, denn der entwickeltste Teil (das Telencephalon) des Gehirnkortex gleicht erst seit dem *Homo sapiens* (vor 50 000 Jahren) dem heute bekannten.

Die Gehirnkartographie, also die Lokalisierung der verschiedenen Gehirnfunktionen, ist eine ungeheure und bisher erst lückenhaft bewältigte Aufgabe. Was den Gehirnkortex betrifft, so kennen wir eine beachtliche Zahl von Lokalisierungen, unter ihnen die Zonen des Antriebs und der Empfindsamkeit, die Gesichts-, Geruchs- und Gehörszonen sowie die Zonen des Gedächtnisses und der Sprache.

Während sich die Mehrzahl dieser Zonen auf beiden Gehirnhälften befinden, wurden andere jeweils auf der linken oder der rechten Hälfte festgestellt. Insbesondere die Sprachzentren liegen gewöhnlich auf der linken Gehirnhemisphäre.

Diese Tatsachen haben zur Vorstellung einer dominierenden Gehirnhälfte geführt. In den abendländischen Gesellschaften ist gemäß dieser Konzeption die linke Hemisphäre jene der Sprache, der Schrift, des Rechnens und des logischen Denkens, während die rechte für das Erkennen von Formen und Gesichtern verantwortlich ist. Die linke Gehirnhälfte beherbergt die logischen und die analytischen Fähigkeiten, während die rechte zur Erfassung einer Situation als ganzer befähigt, uns ermöglicht, Synthesen herzustellen, und der Sitz der musikalischen und künstlerischen Aktivität ist. Man ist so weit gegangen, die abendländischen Kulturen, in denen die linke, dominierende Gehirnhälfte die Bedeutung von Wort und Wissenschaft erklären würde, den morgenländischen Kulturen gegenüberzustellen, in denen die dominierende rechte Hemisphäre eine Erklärung für die Bedeutung der Mystik, der Kunst und der Musik liefern würde.

Was nun das Lachen angeht, so überrascht es nicht, daß sein kortikales Zentrum auf der rechten Hemisphäre liegt, genauer im präfrontalen Kortex), wo auch die Persönlichkeitskontrolle gelegen ist. Dieser Kortex hat mit dem Intellekt im engeren Sinne nichts zu tun, aber er steht durch die emotionalen Reaktionen in Wechselbeziehung mit dem limbischen System. Die Reaktionen reichen von der Angst, der Verzweiflung und dem Ekel bis zur Ekstase, zur Sinneslust, zum Optimismus und zum Lachen.

Die unfallbedingte pathologische oder experimentelle Zerstörung des Lachzentrums bewirkt eine vollständige Lachhemmung. Die Lokalisierung des Lachzentrums auf der rechten Gehirnhälfte erlaubt es zu erklären, daß die komischen, zum Lachen reizenden Vorfälle und Situationen als eine Ganzheit wahrgenommen werden. Die Komik und der Humor widersetzen sich der Analyse. Recht oft zerstört man einen komischen Effekt, wenn man ihn zu erklären und zu analysieren sucht. Auch sind den rechthaberischen Geistern offensichtlich die Vergnügungen der Freude und des Lachens verschlossen.

Wenn der präfrontale Kortex der Sitz der Persönlichkeit ist, so ist das limbische System, das jenem angeschlossen ist, das eigentliche Zentrum der Emotionen.

Das limbische System ist eine viel ältere Gehirnpartie, nämlich das Rhinencephalon, das sich seit den Ursäugetieren nicht stark entwickelt zu haben scheint und das tief im Innern der Schädeldecke eingebettet liegt. Seine verschiedenen Strukturen tragen sehr schöne Namen: Septum lucidum, Halsdrüsenkern, Windung und Kern des Hippocampus, Mammelarienhöcker. Auf der funktionellen Ebene muß der Hypothalamus, der ganz in der Nähe liegt, anatomisch aber zu einer anderen, älteren Gehirnschicht gehört, zur gleichen Zeit wie das eigentliche limbische System betrachtet werden. Der Hypothalamus weist zwei Hauptstrukturen auf, die uns hier interessieren: der dorsale und der dorso-mediane Kern.

Die Mechanismen des Gehirns, die die Emotionen hervorbringen, konnten seit dem Jahre 1953 teilweise aufgedeckt werden. Damals entdeckte der kanadische Forscher Olds das Lustzentrum im Gehirn. Die elektrische Stimulierung eines ganz bestimmten Punktes des limbischen Systems durch eine Mikroelektrode löste bei Ratten äußerst intensive Lustgefühle aus. Die Tiere lernten bald, die elektrischen Entladungen selbst hervorzurufen, und dies 24 Stunden hintereinander, so daß die Stromstöße ihre Lustzonen immer weiter stimulierten. Einige der Tiere starben sogar vor Erschöpfung! Zweifellos haben Tiere ein Verlangen nach solchen Stimulationen.

In den folgenden Jahren wurden weitere Gefühlszentren im limbischen System entdeckt, so Wut und Aggression in der Halsdrüse, Freude durch die Reizung des Septums usw. Auch der Hypothalamus enthält Lust- und Unlustzonen, daneben auch Zonen, die die Kontrolle des Herzrhythmus, der Atmung, des Blutdrucks, der Temperatur und der Hormonabsonderung sicherstellen.

Das limbische System jedes Individuums funktioniert auf unterschiedlichen Stufen; dies erklärt personenspezifische Unterschiede in der Realitätswahrnehmung. Gewisse Personen sind zum Beispiel schmerzempfindlicher als andere; oder ein für einen bestimmten Menschen niederschmetterndes Erlebnis kann ein anderer im Gegenteil als durchaus erheiternd erleben.

Wenn man auch die verschiedenen Emotionen im Innern des limbischen Systems lokalisieren kann, so sind die Wissenschaftler noch keineswegs sicher über die Funktionsweise der Gefühlsmechanismen. Wahrscheinlich diktiert der Gehirnkortex dem limbischen System den benötigten Reaktionstyp, und das limbische System legt das Reaktionsniveau fest, von der diskreten Belustigung bis zum unbezwingbaren Lachen, vom unbestimmten Ärger bis zum wilden Haß. Ein Gefühlsausdruck bringt die Mechanismen der Rückkoppelung voll ins Spiel; dies geschieht durch die Vermittlung der Organe, von den Sinnen über die Hormonausscheidungen und die Eingeweide bis zum Gehirn. Umgekehrt beeinflussen die Veränderungen im Gehirn die Peripherie, indem sie die körperlichen Manifestationen der Emotion erzeugen. Darin besteht, nebenbei gesagt, das Prinzip des Lügendetektors, der die Schwankungen des elektrischen Widerstandes der Haut mißt. Diese Schwankungen sind verbunden mit der Aktivität der schweißbildenden Drüsen, deren Sekretion wiederum je nach Emotion (in diesem Fall die Lüge) variiert. Demnach gibt es ein System auf zwei Ebenen: einerseits die Emotionsart (Lust, Lachen, Wut usw.), die vom bewußten Kortex in Verbindung mit den erhaltenen Botschaften entschieden und erkannt wird, und andererseits die Anpassung der Reaktion, die Intensität der emotionalen Reaktion, die sich im Innern des limbischen Systems ausbreitet. Die Übertragung der Gefühlsreaktion, vom limbischen System aus in die Randgebiete, erfolgt durch die Vermittlung des neurovegetativen Systems über die Neurotransmitter.

Fast die Gesamtheit der Gehirnstromkreise greift auf die Neurotransmitter zurück, denn die ganze Überleitung zwischen den Neuronen geschieht durch chemische Übertragung. Die Bedeutung der Elektrizität bei der nervösen Reizleitung besteht nur darin, die Neurotransmitter im Bereich der Synapse (dem Abstand zwischen zwei Zellen) freizusetzen.

Erst vor kurzem hat man die Einsicht gewonnen, daß alle Substanzen, die auf das Nervensystem einwirken – Tranquilizer, Antidepressiva usw. – deshalb wirksam sind, weil ihre Moleküle die Nervenüberleitung beeinflussen. Diese Medikamente weisen die Eigenschaft auf, die chemische Übertragung zwischen den Neuronen zu verstärken oder zu vermindern.

Bis zum jetzigen Zeitpunkt hat man die Rolle von fünf Substanzen nachgewiesen, die an der Überleitung zwischen den Neuronen beteiligt sind:

– Das *Acetylcholin* schaltet sich bei den einfachen Bewegungen ein.

– Das *Dopamin* mischt sich in den Ablauf komplizierter Bewegungen ein, scheinbar auch in die Verstandestätigkeit; ein Dopaminmangel kann für gewisse Psychosen verantwortlich sein.

– Das *GABA (Gamma-amino-butyr-Säure)* hemmt die anormalen Bewegungen; ein GABA-Mangel scheint für Verhaltensstörungen und für die Stimmung verantwortlich zu sein.

– Das *Serotonin* spielt eine Rolle beim Auslösen des Schlafes.

– Das *Noradrenalin* (chemisch gesehen mit dem Dopamin nahe verwandt) ist beim Aufrechterhalten des Wachzustandes und bei der Stimmungsregulierung beteiligt.

Die Aktivität der Neurotransmitter wird durch die Endorphine und die Enkephaline – das sind die Neuromodulatoren – erweitert oder vermindert. Es handelt sich bei ihnen um viel komplexere Moleküle als bei den eigentlichen Neurotransmittern; letztere sind aber ebenfalls im Hypothalamus und im limbischen System vorhanden.

Die von den Neuromodulatoren betroffenen Funktionen sind vor allem die Schmerzempfindung, das Gedächtnis und die Lernprozesse.

Die Endorphine (inneres Morphium) wurden mehr oder weniger zufällig entdeckt, als die Forscher die Wirkmechanismen des Morphiums zu enthüllen versuchten. Sie wiesen im Bereich der für die Übermittlung von Schmerzempfindungen spezialisierten Zellen Empfangszonen für Morphium nach. Also nahmen sie an, daß es an dieser Stelle des Organismus natürlicherweise Morphium geben müsse, da solche Zonen existierten. Diese Hypothese hat ein paar Jahre später zur Isolierung der Endorphine geführt.

Die Neuromodulatoren scheinen für die Gedächtnisleistungen eine Rolle zu spielen. Durch Experimente mit Ratten wurde bewiesen, daß eine Injektion mit α-Endorphin das Gedächtnis und die Lernfähigkeit stimuliert, während das γ-Endorphin unwirksam ist. Die Entdeckung der Endorphine und demzufolge das Vorhandensein von Morphiumrezeptoren verleihen auch dem Problem der Angst neue Aktualität.

Tatsächlich hat man in gewissen Nervenzellen spezielle Empfangsanlagen für die Benzodiazepine (Tranquilizer, z. B. Valium) nachgewiesen. Das Vorhandensein solcher spezialisierter Stellen läßt, wie im Falle der Endorphine, die Vermutung zu, daß es im Organismus ein natürliches Angstmolekül gibt. Die Angst wäre demnach ein normales, zur Aufrechterhaltung eines gewissen Maßes an Alarmbereitschaft und Wachsamkeit notwendiges Phänomen. Die Lebensangst wäre nötig, und nur ein Übermaß an Angst wäre in dieser Sicht unheilvoll. Leider wurde dieses «Angstmolekül» bisher noch nicht entdeckt. Seine Existenz ist allerdings wahrscheinlich!

Die Hypothese eines Lachmoleküls oder -hormons erscheint mir ebenfalls einleuchtend. Wir wissen ja, daß es tatsächlich gewisse chemische Substanzen gibt, die das Lachen auslösen, etwa das Distickstoffmonoxid (N_2O). Von diesen soll später die Rede sein. Es ist also durchaus logisch anzunehmen, daß es im Nervensystem auch noch spezialisierte Empfangsstellen für diese Substanzen gibt. Wenn ein körperfremdes Molekül das Lachen auslöst, so bedeutet das nicht nur, daß das Lachen organisch in uns angelegt und ein notwendiges Phänomen ist, sondern auch, daß die Biochemie des Gehirns an seiner Herstellung beteiligt ist. Wir können lachen, um unsere Lebensangst zu verkleinern. Und wenn die Weichen der pharmakologischen Forschung in diese Richtung gestellt werden, wird man vielleicht eines Tages das «Lachmolekül» entdecken und kann dann die Traurigkeit, die Niedergeschlagenheit oder den Verlust des Sinns für Humor in der gleichen Art heilen, wie wir heute einen Hormonmangel beheben.

Die faszinierende Erforschung der Neurotransmitter und -modulatoren ist in voller Entwicklung begriffen, und die Neurobiochemie wurde als Wissenschaft eben erst geboren. Das bisher gewonnene Wissen erlaubt uns aber, die Beziehungen zwischen dem Humor und der Gesundheit gründlich zu verstehen.

Der periphere Ausdruck der Emotionen, dessen kortikale und subkortikale Herstellung wir verfolgt haben, die chemische Überleitung durch die Neuromediatoren, schlägt dann die Wege des vegetativen Nervensystems ein und erreicht so die verschiedenen betroffenen Organe.

Das vegetative Nervensystem kontrolliert selbsttätig und willensunabhängig eine große Zahl von Körperfunktionen: Herz, Gefäße, Verdauung, Atmung, endokrine Drüsen, Pupillengröße usw.

Das vegetative Nervensystem ist ein instabiles System, das zwei in ständigem Gleichgewicht befindliche Untersysteme umfaßt: das sympathische Beschleunigungssystem und das parasympathische Bremssystem.

Das vegetative Nervensystem verfügt über Zentren mit mehreren Schichten (Nervenknoten), die einer zentralen, an der Gehirnbasis (dem Hypothalamus und dem limbischen System) liegenden Leitung unterstehen. Man kann das vegetative Nervensystem mit einer Pendeluhr vergleichen: Der Sympathikus wäre das Antriebssystem, die Schwungfeder, während der Parasympathikus das Pendel, das Kompensationselement und die Bremsvorrichtung darstellen würde.

Die Zentren des sympathischen Nervensystems liegen im Rückenmark, in der Rücken- und Lendengegend. Die Nerven, die das Rückenmark verlassen, passieren Ganglien (Nervenknoten), bevor sie die Körperpartien erreichen, die sie in Bewegung setzen. Das obere Nackenganglion regt die Blutgefäße des Kopfes, der Pupillen und der Speicheldrüsen an. Vom Sternganglion gehen die Nerven aus, die den Herzrhythmus beschleunigen und die Lungenventilierung verstärken. Das Unterleibsganglion versorgt die Leber, die Bauchspeicheldrüse, den Magen und die Gedärme mit Nerven. Das innere Ganglion des Mesenteriums (Dünndarmgekröses) regt die Harnblase, den Mastdarm und die Geschlechtsorgane an. Das sympathische System wirkt beschleunigend, das heißt, es ist für die Alarmreaktionen zuständig, ruft das Schwitzen, die Blutdruckerhöhung, die Pupillenerweiterung usw. hervor.

Das parasympathische System hat seine Zentren im Bereich der oberen und unteren Rückenmarkpartien. Drei Schädelnerven ziehen die Pupillen zusammen, regen die Gaumen- und Nasenschleimhäute an sowie die Speicheldrüsen in ihrem Sekretionsbereich; ein Schädelnerv (der Vagus) verlangsamt die Herz- und Lungentätigkeit, erhöht die Magen- und Darmaktivität und treibt die Bauchspeicheldrüse, die Leber und die Nieren an. Die aus dem unteren Teil des Rückenmarks stammenden Nerven regen die Harnblase, den Mastdarm und die Geschlechtsorgane an. Das parasympathische System wirkt hemmend; es zieht die Pupillen zusammen, verlangsamt den Herzrhythmus, erweitert die Arterien und entspannt die Muskulatur.

Im Normalzustand befinden sich das sympathische und das parasympathische System im Gleichgewicht; im Falle von Streß überwiegt aber der Sympathikus, während sich in der Entspannung der Parasympathikus durchsetzt.

Wenn die Ursachen des Lachens auch überwiegend psychologischer Natur sind und in den Bereich der Mechanismen der Komik hineinführen, gibt es doch auch Gründe für das Lachen, die rein körperlicher oder auch pathologischer Natur sind. Die körperlichen Ursachen des Lachens sind im wesentlichen das Kitzeln und das Einatmen von Distickstoffmonoxid.

Das Kitzeln führt zum Lachen, indem es einen komplizierten Reflex an einem peripheren Ausgangspunkt auslöst. Wenn wir auch unsere Körperfunktionen teilweise kontrollieren können, so hängen doch viele Aktivitäten des Körpers von inneren, neurologischen Kreisläufen ab, die sich selbsttätig und ohne Verbindung zum bewußten Gehirn abwickeln. Die Reflexe haben zwei Vorzüge: Sie bewirken sehr schnelle Reaktionen auf Notsituationen, und sie entlasten die übrigen Gehirnstrukturen, damit diese sich vielseitigeren Aufgaben widmen können.

Niesen, husten, die Hand blitzschnell von einer heißen Platte zurückziehen, beim Gekitzeltwerden lachen: das alles sind Reflexe. Bei den einfachsten Reflexen, etwa beim Kniesehnenreflex, sind nur zwei Neuronen beteiligt. Die meisten Reflexe sind allerdings wesentlich komplizierter und bringen eine große Anzahl von vermittelnden Neuronen wie auch die tiefer gelegenen Gehirnstrukturen ins Spiel. Im Falle des Lachens wird eine Information aus dem Empfindungsbereich (Kitzeln einer empfindlichen Zone: Fußsohlen, Achseln usw.) durch mehrere Neuronen an höhere Bereiche des Rückenmarks und dann des Hypothalamus weitergeleitet; die Bewegungsmeldungen gelangen daraufhin zu den verschiedenen beteiligten Muskeln, während die autonomen Reflexe die Veränderungen in der Atmung, der Herztätigkeit usw. kontrollieren. Die Vokalisierung des Lachens geschieht ebenfalls unwillkürlich und ist ein Teil der Reflexreaktion.

Daß es in uns ein Reflexlachen gibt – und jeder von uns hat es schon erlebt und erprobt –, liefert ein weiteres Argument für die Bedeutung des Lachens für den Menschen. Die meisten Reflexe gewährleisten den unmittelbaren Schutz des Organismus oder die Anpassung an die Umgebung, zwei zur Aufrechterhaltung des Lebens notwendige Bedingungen. Das Lachen ist auch ein Lebensreflex, der bereits beim Neugeborenen vorhanden ist.

Das Distickstoffmonoxid wurde bei seiner Entdeckung in der Mitte des 19. Jahrhunderts «Lachgas» genannt. Seine erste Verwendung fand es als Jahrmarktsattraktion, denn sein Einatmen brachte die Leute zum Lachen. Wenig später realisierte man, daß dieses Gas auch narkotisierende und analgetische (schmerzstillende) Eigenschaften besitzt; die Zahnausreißer und später die Zahnärzte begannen sich des Lachgases zu bedienen, um ihre schmerzhaften Eingriffe durchführen zu können. Die Entdeckung der Anästhesie (Narkosetechnik) hat die ganze Entwicklung der modernen Medizin überhaupt erst ermöglicht. Es ist nicht unwichtig zu wissen, daß eine bescheidene Jahrmarktsattraktion an der Wiege der Anästhesie und folglich auch der ganzen zeitgenössischen Chirurgie stand. Das Distickstoffmonoxid ist übrigens bis zum heutigen Tag das einzige gasförmige Narkosemittel geblieben, das routinemäßig verwendet wird, obschon die moderne Anästhesie heute viel raffiniertere Techniken zum Einsatz bringt. Merkwürdigerweise erwähnen die aktuellen Lehrbücher nur selten die zum Lachen reizende Eigenschaft dieses Gases.

Die genaueren Wirkmechanismen des Distickstoffmonoxids auf die Lachzentren sind nur schlecht bekannt. Man nimmt an, daß seine entspannenden Eigenheiten die Verbindung zwischen den Gefühlszentren und dem bewußten Gehirn unterbrechen, was dann dem in uns angelegten Lachen ermöglicht, sich auszudrücken. Gewisse Drogen, etwa Marihuana und Haschisch, weisen vermutlich die gleichen Eigenschaften auf; es ist ja zur Genüge bekannt, daß ihr Konsum Lachen hervorruft und aufrechterhält.

Die Pathologie des Lachens ist eine andere Möglichkeit, seine Mechanismen zu entdecken und zu verstehen. Es ist gelungen, eine Anzahl von Gehirnläsionen zu beschreiben, die von äußerlichen Bekundungen des Lachens begleitet sind. Das krankhafte Lachen ist eine Charakter- und Verhaltensstörung und gehört zu den typischen Manifestationen gewisser Krankheiten. In diesen Fällen hat das Lachen nichts Komisches mehr an sich; es ist nicht mehr ein Lachen aus Gesundheit, sondern ein krankhaftes Symptom.

Ein verirrtes, unkontrolliertes Lachen, das plötzlich freud- und lustlos ertönt und sich zur unpassenden Zeit äußert, findet man bei drei ganz besonderen neurologischen Beschwerden: bei der amyotrophischen Lateralsklerose, bei der multiplen Sklerose und bei der Pseudobulbärparalyse. Diese drei Krankheitszustände sind durch spezifische Läsionen (Zerstörungen bestimmter Gehirnzonen) gekennzeichnet, was die abnormen Verhaltensweisen erklärt.

Es gibt auch eine seltene Epilepsieart (gelastische Epilepsie), die durch gelegentliche, ohne erkennbares Motiv auftretende Lachanfälle charakterisiert ist. Es handelt sich hierbei um ein trauriges, hohles und falsches Lachen, das oft auch von anderen epileptischen Symptomen begleitet wird (Sturz auf den Boden mit Bewußtseinsverlust usw.). Andere Formen von Epilepsie, bei denen Verletzungen des Schläfenlappens auftreten, kündigen sich ebenfalls durch ein merkwürdiges Lachen an; diese Art von epileptischen Ausbrüchen aufgrund einer ungewöhnlichen Empfindung (Aura) charakterisiert übrigens alle Schläfenepilepsien.

Neben diesen streng neurologischen Krankheiten gibt es die Beschreibung einer Anzahl von psychischen Äußerungen, deren Merkmale Stimmungsstörungen und eventuell ein abnormes Lachen sind. Die vorsenilen Schizophrenien (Picksche und Alzheimersche Krankheit) sind Gehirnschwächen, die nach dem fünfzigsten Altersjahr in Erscheinung treten; dabei können die Kranken unter anderem nichts mehr ernst nehmen und neigen zu dummen Späßen.

Die Lachausbrüche der Schizophrenen sind explosionsartig, schlecht angepaßt, unharmonisch, gekünstelt und klischeehaft; sie gehören zu den zahlreichen anderen Symptomen des Persönlichkeitszerfalls, die für diese Kranken typisch sind.

Bei den an Manie Leidenden, die sich durch eine Unregelmäßigkeit in der Stimmungslage auszeichnen, bestehend aus unkontrollierter Erregung und Aggressivität sowie Heiterkeit, ist der Lachausbruch ein wichtiges Symptom, das vor allem die aggressiven Absichten anderen gegenüber erkennen läßt.

Es ist klar, daß das pathologische Lachen gewöhnlich nicht ein verstecktes Element von Freude oder Lust widerspiegelt; es steht nicht unter der bewußten Kontrolle des Patienten und ist in dem Zusammenhang, in dem es auftritt, immer unangebracht.

Das krankhafte Lachen bei den Geisteskrankheiten klärt uns über die normalen Mechanismen des Lachens und der Stimmung, ihre neurologischen Lokalisierungen und über die Wirkung der Neurotransmitter auf. Die biologische Psychiatrie erkennt tatsächlich mehr und mehr chemische Veränderungen am Ursprung von Geisteskrankheiten an. Wir wissen zum Beispiel, daß die depressiven Zustände mit einem Adrenalinmangel verbunden sein können und daß die Schizophrenie mit einem Dopaminüberschuß einhergeht. Die zur Behandlung der Geisteskrankheiten eingesetzten Medikamente wirken alle durch ihre direkte Einwirkung auf diese Neurotransmitter: Die Neuroleptika blockieren die Dopaminrezeptoren, die Tranquilizer lindern die Angst, die Antidepressiva erhöhen die zirkulierenden

Adrenalin- und Serotoninmengen. Wenn es auch wahrscheinlich ist, daß das pathologische Lachen an chemische Veränderungen gebunden ist, getrennt von oder verbunden mit anatomischen, neurologischen Schädigungen, so ist der umgekehrte Prozeß ebenfalls zu berücksichtigen: Das gesunde Lachen inszeniert, stimuliert, reguliert und moduliert die normalen neurochemischen Mechanismen zur Kontrolle der Stimmung.

LACHEN,
UM GESUND ZU WERDEN

Was ich bisher über die Physiologie des Lachens, seine Mechanismen und seine Wirkungen auf den Organismus dargelegt
habe, macht die therapeutische Wirksamkeit des Lachens deutlich und erlaubt zu verstehen, wieso ein Mensch, der gerne
lacht, bei guter Gesundheit bleibt oder diese wiederfinden kann.

Das Lachen ist ein Muskeltraining, eine Atemtechnik; es
setzt die Gehirnendorphine frei. Das Lachen ist auch ein Mittel
der Stimulierung; es bekämpft den Streß durch seine Einwirkung auf das neurovegetative System.

Das Lachen als Muskeltraining. Das Lachen mobilisiert die meisten Muskeln des Organismus, vom Gesicht über das Zwerchfell
und die Unterleibsmuskeln bis zu den Gliedmaßen. Die Muskelarbeit entspricht einem Bedürfnis; sie stimuliert alle Lebensfunktionen. Man gibt sich immer mehr Rechenschaft darüber,
daß unsere Zivilisation alles tut, um dieses Bedürfnis zu behindern. Daraus kann man auch den Erfolg des kollektiv oder individuell betriebenen Sportes ableiten. Exzesse in der Mechanisierung des Lebens, Büroarbeit und vorwiegend sitzende Lebensweise haben zur Einsicht geführt, daß wir uns wieder vermehrt
körperlich anstrengen müssen.

Es reicht jedoch nicht, vage zu wissen, daß uns Körperübungen eigentlich gut tun. Man muß sich vielmehr bewußt sein, daß viele Krankheiten direkt von der körperlichen Trägheit herrühren. Allerdings ist die Ausübung von Gymnastik und Sport mit Risiken und Schwierigkeiten verbunden und aus verschiedenen Gründen nicht jedermann angenehm. Das Lachen hingegen ist eine Muskelübung, die wohltuend, tiefgreifend und bei zahlreichen Gelegenheiten leicht anzuwenden ist, auch wenn man nicht über ein Sportstadion, einen Wald oder einen Sportlehrer verfügt. Das Lachen ist ein wahres «Jogging an Ort», und seine Wirkungen sind mit denen eines gut geleiteten und maßvollen Muskeltrainings vergleichbar; als solches entspricht es allen Menschen, vor allem aber denen, die nur wenig Geschmack an traditionellen Körperübungen finden. Sie erhalten im Lachen einen gleichwertigen Ersatz, unter eindeutig angenehmeren, weniger erschöpfenden und auch intellektuell stimulierenden Bedingungen.

Das Lachen als Atemtechnik. Physiologisch gesehen sind Muskel- und Atemübungen ganz eng miteinander verbunden. Es ist wahrscheinlich, daß die Wohltaten des Sports vor allem der Anstrengung im Bereich der Atmung zuzuschreiben sind. Während bei den Athleten und den intensiv Sport Treibenden typische Muskelveränderungen auftreten, stammt bei der Mehrheit der Personen, die gerne laufen, morgendliche Gymnastik betreiben oder tanzen gehen, der nützliche Effekt dieser Übungen von der damit verbundenen Atemgymnastik.

Die Atmung zu beherrschen ist für die Gesundheit unerläßlich. Viele verbreitete Beschwerden werden durch eine gute Atemschulung günstig beeinflußt. Die körperlichen Vorteile sind dabei am augenfälligsten. Sie sind eine Folge der Knetung der Eingeweide durch die Muskeln des Unterleibs und des Brustkorbes sowie der Blutreinigung des Organismus mit Hilfe des Sauerstoffs. Die Darm- und Leberfunktionen werden verbessert, das Herzgefäßsystem wird reguliert, die intellektuelle Leistungsfähigkeit steigert sich, Nervosität und Schlaflosigkeit werden abgebaut.

Das Lachen setzt die Gehirnendorphine frei. Das Lachen veranlaßt die Bildung von Katecholaminen im Gehirn. Das sind anregende Hormone, die den Organismus darauf vorbereiten, auf Aggressionen zu reagieren, indem sie ihn in Alarmzustand versetzen. Als «Gegenleistung» erhöhen die Katecholamine die Produktion von Endorphinen (des körpereigenen Morphiums), die auf den Schmerz einwirken. Zudem verringern die Katecholamine die Entzündungen, was die Wirkung der Endorphine gegen den Schmerz zur Entfaltung bringt.

Das Lachen als seelisches Stimulans. Das Lachen errichtet eine moralische Barriere aus Optimismus, indem es die Fähigkeit zu reagieren entwickelt. Auf diese Weise verschwinden kleine körperliche Flauten, Unruhegefühle und alltägliche Ängste. Das Lachen ist eine moralische Entgiftung. Zudem erhöht der Alarmzustand, in dem sich der Organismus aufgrund der Katecholamine befindet, die Aufmerksamkeit, die intellektuellen Möglichkeiten und die Geschwindigkeit, mit der bestimmte Aufgaben erledigt werden. Man kann mit gewissen Forschern sogar annehmen, daß die geniale Begabung an eine gesteigerte Produktion von Katecholaminen gebunden ist.

Auf jeden Fall stimuliert das Lachen die intellektuellen Fähigkeiten, die Schnelligkeit, mit der man in einer vorgegebenen Situation die humorvolle Seite einer Sache sieht. Die Reaktionsgeschwindigkeit und die Fähigkeit zu lachen können als eigentliches Barometer für die seelischen Möglichkeiten eines Individuums angesehen werden. Das Lachen ist auch eine anregende intellektuelle Übung, ein eigentliches «Verstandesjogging», mit der gleichen wohltuenden Wirkung wie ein «Körperjogging»!

Das Lachen wirkt auf das neurovegetative System. Das limbische System befehligt als Zentrum der Emotionen das neurovegetative System. Wir haben gesehen, daß beim Lachen nach einer ersten Alarmphase, in der der Sympathikus vorherrscht, die zweite, wichtigere Phase folgt, bei der der Parasympathikus dominiert. Der Parasympathikus verlangsamt den Herzrhythmus, bringt den Blutdruck zum Sinken, reguliert die Atmung und die Verdauung und befehligt die Geschlechtsorgane. Zudem ist die Wirkung des Lachens auf den Parasympathikus dauerhaft. Die günstigen Auswirkungen dauern fort, lange nachdem man zu lachen aufgehört hat. Hier kommt in offenkundiger Weise die Herabsetzung der schädlichen Streßwirkungen zustande. Das Lachen hat deshalb zahlreiche vorteilhafte Effekte auf die Gesundheit, weil es die Vorherrschaft des parasympathischen Systems bewirkt.

Etwas allgemeiner soll nun das Lachen aus psychosomatischer Sicht betrachtet werden. Das Lachen ist vor allem eine Emotion. Wir haben die somatischen (körperlichen) Aspekte der Emotion betrachtet; sie ermöglichen uns, die Übereinstimmungen zwischen dem seelischen Zustand und den ihn begleitenden körperlichen Äußerungen zu entdecken.

Aber das Lachen ist eine besondere, zur Spezialgruppe der Atemphänomene gehörende Emotion. Die Atmungsemotionen, zu denen das Lachen zählt, sind außerordentlich wichtig für die Atmung, den Geist, die *anima* der romanischen Völker. Sie formen, bilden und gestalten die Atemtätigkeit.

Es gilt zwei große Gruppen von Atmungsemotionen zu unterscheiden: die des Einatmens und die des Ausatmens; zu den letztgenannten gehört das Lachen.

Die Emotionen des Einatmens werden vor allem durch das *Gähnen* und die *Angst* repräsentiert.

Das Gähnen, ein übermäßiges Öffnen des Mundes, verbunden mit tiefem Luftschöpfen, dient dazu, das innere Milieu durch einen Zustrom frischer Luft zu erneuern. Bei Langeweile strebt man danach, sein seelisches Milieu durch die Zufuhr von etwas Neuem wiederzubeleben.

Die Angst ist, jenseits ihrer neurologischen Grundlage, die Reaktionsweise eines moralisch bedrängten Menschen. Ein von Angst erfülltes Individuum fühlt sich in einer ausweglosen Situation – körperlich der Atemluft beraubt, in einem mehr oder weniger starken Würgegriff, unter Druck gesetzt. Diese Emotion ruft, wenn sie andauert, den Eindruck des unmittelbar drohenden Todes hervor.

Die Emotionen der Ausatmung wirken im Gegensatz dazu befreiend. Der *Schrei* ist eine plötzliche stimmliche Mobilisierung der Luft, eine Alarmreaktion, die zu einem Signal werden kann. Bekannt ist auch die Verwendung des Schreis in der Psychotherapie (vgl. Arthur Janov und den Urschrei). Der *Seufzer* ist die Kehrseite des Gähnens: ein tiefes Ausatmen; man stößt etwas zurück mit dem Bedürfnis nach Erleichterung. Das *Schluchzen* ist das trauernde Gegenstück zum Lachen, ein krampfartiges Ausatmen, das durch die nachfolgenden ruckartigen Bewegungen wiederholt wird. Das *Lachen* schließlich ist ein Phänomen des Ausatmens, das die Luft bis zur Entleerung der Lungen ausstößt. Es wirkt entlastend und explosionsartig, unvermittelt, anfallartig, intensiv und auf Anhieb maximal.

Wie bei jeder Diskussion der psychosomatischen Äußerungen finden wir hier den Konflikt zwischen individuellem Bedürfnis und sozialer Anpassung wieder: die Angst, eine für das Individuum schädliche Reaktion, deren Bedeutung darin besteht, den Konflikt zurückzudrängen und zu verinnerlichen, und andererseits eine für das Individuum vorteilhafte Reaktion, jene der Ausdehnungsbewegung, des Lachens, das den Konflikt nach außen trägt und dadurch sogar beseitigt.

Nachdem wir aus einer Gesamtsicht die Wirkungen des Lachens auf den Organismus besprochen haben, können wir nun seine therapeutischen Wirkungen im Bereich der großen Körpersysteme und der wichtigen pathologischen Manifestationen näher ins Auge fassen. Dies wird das Thema der nachfolgenden Erörterungen sein.

Diese Darlegungen werden notgedrungen zum Teil Wiederholungen mit sich bringen, sind es doch immer die gleichen Ursachen, die auf ähnliche Strukturen einwirken. Aber es scheint mir unerläßlich, die Wirkung des Lachens auf scheinbar sehr unterschiedliche Funktionen ausführlich darzustellen und dadurch bewußt zu machen, daß der Körper eine Ganzheit ist.

Lachen und Allgemeinzustand

Lachen ruft ein allgemeines Wohlbefinden hervor, das ebenso das Gefühl der Harmonie und des Gleichgewichts eines Individuums kennzeichnet wie den Zustand des Körpers, die Harmonie seiner Formen und Züge, seine Schönheit, seine Energie, seine Aktivitäten. Allgemeinzustand wird hier in einem weiten Sinn verstanden. Das moderne, durch tägliche Behinderungen und Schwierigkeiten charakterisierte Leben macht es nötig, daß wir uns gegen ständige Aggressionen verteidigen. Die Erfordernisse des Alltags und unser Streben nach materiellem und emotionalem Glück erzeugen die Angst, unsere Wünsche nicht befriedigen zu können.

Verschlechterungen im Allgemeinzustand führen zu einer großen Zahl von spezifischen Krankheiten. Mein Vorhaben ist es hier jedoch, auf die mehr oder weniger intensiven Zustände von Müdigkeit, Angst und Depression aufmerksam zu machen, die man häufig beobachtet, ohne daß eine wirkliche, organische Krankheit vorliegt.

Unter dem Begriff «Asthenie» (Entkräftung) versteht man einen krankhaften Zustand, der vor allem durch eine Verringerung der Muskel- und Nervenkraft offenbar wird, verbunden mit einer Verlangsamung der intellektuellen Funktionen. Die Asthenie ist eine häufige Erscheinung: Vier von fünf Patienten, die einen Arzt konsultieren, klagen über die entsprechenden Symptome. In der Tat besteht die Asthenie aus einem Syndrom (einem Komplex von Symptomen), zu dem seelische Zeichen wie Schlaflosigkeit, Unachtsamkeit, Gedächtnisverlust, Depression und auch körperliche Zeichen wie Verdauungsstörungen und die eigentliche Muskelermüdung gehören.

Stoffwechselstörungen der Fette (des Cholesterins) und der Kohlenhydrate sind oft mit diesen Ermüdungszuständen verbunden, ebenso Veränderungen im Aussehen von Gesicht und Körper: Säcke unter den Augen als Folge der Übermüdung und der schlaflosen Nächte, eingegrabene Linien und tiefe Falten im Gesicht.

Gleichzeitig treten recht oft Ernährungsbeschwerden im Zusammenhang mit diesen Entkräftungszuständen auf: Übergewicht und Heißhunger als Kompensation oder, im Gegensatz dazu, Gewichtsabnahme und Abmagerung durch Appetitverlust.

Die Schlafstörungen sind ebenfalls häufig, insbesondere Einschlafschwierigkeiten und Schlaflosigkeit in der zweiten Nachthälfte (siehe S. 93 ff.).

Die Gesamtheit dieser Störungen zeigt ein Ungleichgewicht zwischen den Funktionen des Organismus an. Die Homöostasie, deren Abhängigkeit vom vegetativen Nervensystem ich aufgezeigt habe (siehe S. 50), ist nicht ganz zerstört, was mit dem Leben unvereinbar wäre, aber sie ist aus dem Gleichgewicht gebracht.

Zur Bekämpfung dieser körperlichen oder geistigen Asthenie ist vollkommene Ruhe oft unwirksam und gar schädlich, und Therapien gegen die Müdigkeit sind meist nutzlos oder haben eine zeitlich begrenzte Wirkung. Nur die maßvolle körperliche Anstrengung, die erneute Anpassung an die körperliche Belastung, die Wiederherstellung des vegetativen Nervensystems und die Bekämpfung der Angst ermöglichen den Patienten eine Verbesserung des Zustands und eine spätere Genesung.

Unter den Körperübungen gebührt dem Lachen ein Ehrenplatz; es «durchlüftet» sowohl den körperlichen wie den seelischen Bereich des Menschen. Das Lachen stellt das sympathische Gleichgewicht wieder her, bewirkt eine eigentliche Massage der Gesichtszüge und trägt so dazu bei, dem Gesicht seine Schönheit und Geschmeidigkeit wiederzugeben, die Erschlaffung der Gesichtszüge zu bekämpfen, dem Blick Glanz zu verleihen und die Lebensfreude neu zu entfachen.

Lachen und Atmung

Im Bereich der Bronchien- und Lungenkrankheiten findet das Lachen dank seiner Eigenheit, die Luft auszustoßen und Vorratsluft zu mobilisieren, zahlreiche Anwendungsmöglichkeiten.

Lachen reinigt und befreit die oberen Luftwege – vergleichbar mit der Wirkung des Hustens. Ich erinnere daran, daß im mittelalterlichen Schwank *«Le vilain mire» («Der gemeine Doktor»)* der schönen Prinzessin eine Fischgräte im Hals steckenbleibt, was sie alles andere als lustig findet. Die Grimassen eines jungen Bauern bringen sie zum Lachen, und dieses Lachen befreit sie dank seiner ausstoßenden Wirkung von der Gräte. Daraufhin heiratet sie den jungen Mann, was nur gerecht ist!

Für das Asthma gibt es zahlreiche körperliche und seelische Ursachen. Es wird durch eine Bronchienverengung hervorgerufen, woraus sich das so charakteristische Pfeifen beim Ausatmen ergibt. Die Asthmakrise ist wesentlich durch eine Sympathikotonie (erhöhte Erregbarkeit des sympathischen Nervensystems) bedingt. Das Lachen lenkt diese Erregung ab und fördert durch das Einwirken des parasympathischen Systems eine Lockerung der glatten Muskulatur in den Bronchien. Eine Asthmakrise kann abgewendet werden, wenn es gelingt, die davon betroffene Person zum Lachen zu bringen.

Das Emphysem ist eine Lungenkrankheit, die gekennzeichnet ist durch eine Luftansammlung im Gewebe, was die Lungenfunktion beeinträchtigt und zur Ateminsuffizienz führt. Das Lachen kann bei den Emphysemkranken wie eine eigentliche heilgymnastische Atembehandlung wirken, indem es das Volumen der ausgeatmeten Vorratsluft vergrößert.

Auf jeden Fall ist die heilgymnastische Atemtherapie bei Patienten mit Infektionen, Emphysemen, Beklemmungen, Ateminsuffizienzen, Fettsucht usw. oft angezeigt. Das Lachen erweist sich als gutes Mittel, diese heilgymnastische Behandlung unter besonders angenehmen Bedingungen durchzuführen.

Viele Menschen wissen nicht, wie man richtig atmet; ihre Atmung ist kurz, oberflächlich und keuchend. Diese Art der Atmung, mit offenem Mund und ohne Atempause, kann man bei ängstlichen Patienten beobachten; es ist jedoch gerade diese Atmung, die die Angst hervorruft oder gar steigert, indem sie eine respiratorische Alkalose des Atemsystems hervorruft, die für die neuromuskuläre Übererregbarkeit verantwortlich ist.

Die Atmung beim Lachen ist im Gegensatz dazu eine «gute» Atmung, die gerade durch ihre Merkmale die Alkalose bekämpft und die Angst vermindert.

Lachen und Herz- und Gefäßsystem

Das Herz und die Gefäße sind häufig der Sitz krankhafter Prozesse, die manchmal schwerwiegend und immer mit Angst verbunden sind. Es gibt organische Herz- und Gefäßkrankheiten durch angeborene oder unfallbedingte Schädigungen der Herzklappen oder durch teilweise Verstopfung der Gefäße, die das

Herz versorgen (Insuffizienz der Herzkranzgefäße und Herzinfarkt). Der Bluthochdruck ist ebenfalls eine sehr verbreitete Krankheit der Blutgefäße. Gewisse Fälle von Bluthochdruck stehen in Verbindung mit genau bestimmbaren Läsionen, aber recht oft kann man ihren Ursprung nicht feststellen; man spricht dann von essentieller oder «nervöser» Hypertension. Auch hier existieren also nebeneinander eine spezifische, auf Mikroläsionen zurückzuführende Pathologie, die einer besonderen, die Krankheitsursachen betreffenden Behandlung bedarf, und Symptome der Blutgefäße, die man, in Unkenntnis ihrer genauen Herkunft, als funktionell bezeichnet. Natürlich ist das Funktionelle immer mit Beschwerden aus Mikroläsionen verbunden, die das Stoffwechselsystem, das zentrale Nervensystem und das neurovegetative System betreffen. Die Unterscheidung zwischen «organisch» und «funktionell», deren Schwäche bekannt ist und die nur einen graduellen Unterschied zwischen Makro- und Mikroläsionen bezeichnet, wird allein wegen der Bequemlichkeit in der Darlegung beibehalten.

Es fällt uns natürlich nicht ein, uns über die organischen Herzkrankheiten zu freuen, und es wäre völlig fehl am Platz, sich bei einem Herzinfarkt vor Lachen zu krümmen! Das ärztliche Urteil ist immer unentbehrlich, und oft ist auch eine ätiologische Behandlung durch den Arzt nötig, aber bei funktionellen Herz- und Gefäßkrankheiten verdient das Lachen in der Vorbeugung und in der Behandlung einen Ehrenplatz.

Worum geht es eigentlich, wenn wir von funktionellen Krankheiten in diesem Bereich sprechen? Es handelt sich vor allem um schmerzhafte Manifestationen, bei denen die Angst eine große Rolle spielt. Die Präkardialgien (Schmerzen in der Herzregion) äußern sich in Form von kneifenden und stechenden Schmerzen, Beklemmung im Brustkorb, ständigen oder vorübergehenden Tachykardien (starke Beschleunigung des Herzrhythmus); diese Äußerungen werden oft schmerzhaft empfunden. Es handelt sich im weiteren um ganz einfache pathologische Zustände wie arteriellen Bluthochdruck oder Gefäßatherome (Cholesterinablagerungen in den Arterien), die eine medizinische Behandlung auf lange Sicht hin erfordern können.

Bei einer gewissen Zahl von Herz- und Gefäßkrankheiten entstehen die Produktionsmechanismen der Symptome wegen Krämpfen der glatten oder der gestreiften Muskulatur oder wegen einer mehr oder weniger starken Behinderung des Blutflusses in den Arterien. Außerdem werden durch die Erhöhung der Adrenalinproduktion bei diesen Patienten der Herzrhythmus beschleunigt und die Gefäßkrämpfe verstärkt.

Wir werden an späterer Stelle die Rolle von zwei klinischen Krankheitsbildern, der Spasmophilie (S. 88 ff.) und des Stresses (S. 90 ff.), im Produktionsgeschehen einer gewissen Zahl von Herz-Kreislauf-Symptomen und -Beschwerden untersuchen; nach meinen Ausführungen können wir nun aber die vorbeugende und heilende Wirkung des Lachens verstehen.

Das Lachen hat auf das neurovegetative System eine Schockwirkung, von dem das ganze Herz-Kreislauf-System profitiert. In der Anfangsphase beschleunigen sich Herz und Atmung. Auf diese kurze Phase folgt die Apnoe (Atemstillstand), bei der sich der Herzrhythmus durch eine Hemmung des sympathischen Systems verlangsamt. Es schließt sich die lange Phase unter der Dominanz des Parasympathikus an: Der Herzrhythmus bleibt langsam, der Blutdruck niedrig, die Muskeln entspannen sich. Natürlich hat das Lachen dauerhafte Wirkungen auf den Cholesterinstoffwechsel, denn das Durchkneten der Leber und die Verstärkung des Luftaustausches in der Lunge senken den Prozentsatz an Blutfetten. Das Lachen spielt ebenfalls eine gewisse Rolle bei der Prävention des Gefäßatheroms und der Arteriosklerose.

Lachen und Verdauung

Im Verdauungstrakt, in einem langen Gang, der vom Mund zum After führt und eine Gesamtlänge von ungefähr zehn Metern aufweist (Speiseröhre: 50 cm, Magen: 50 cm, Zwölffingerdarm: 25 cm, Dünndarm: 6 bis 8 m, Dickdarm: 2 m) werden die Nahrungsmittel verarbeitet. Dem Verdauungstrakt selbst sind verschiedene drüsenartige Organe (Leber, Bauchspeicheldrüse) angeschlossen, deren Aufgabe es ist, die Verdauungssäfte und die für die Verdauung der Speisen nötigen Enzyme auszuscheiden. Im Verdauungstrakt vollziehen sich die Prozesse der Ernährungschemie; da bilden sich aber auch unaufhörlich giftige Produkte, die für den Körper und das psychische Wohlbefinden schädlich sind. Diese Verdauungsrückstände müssen eliminiert werden; ihre Ausscheidung ist jedoch allzu oft unregelmäßig und unvollständig.

Die Verstopfung, ein außerordentlich häufiges Phänomen, hat zahlreiche Ursachen, darunter eine schlechte allgemeine Hygiene, ein gestörtes, erschlafftes oder überreiztes Nervensystem, eine defekte Unterleibsmuskulatur. Bei der Verstopfung kann man zwei Formen unterscheiden: die *atonische*, bei der die Darmtätigkeit herabgesetzt ist, was bei müden und abgemagerten Patienten häufig vorkommt, oder – im Gegensatz dazu – die *spasmodische*, die durch eine gesteigerte Darmtätigkeit aufgrund der Steifigkeit der glatten Darmmuskelfasern charakterisiert ist; die zweitgenannte Form tritt vor allem bei ängstlichen und überforderten Personen auf.

Gewöhnlich wird die Verstopfung mit Abführmitteln (Medikamenten, die eine Darmentleerung bewirken) behandelt; diese Entleerung vollzieht sich oft beschwerlich und rasch und bringt eine Kontraktur sowie eine sekundäre Atonie mit noch stärkerer Verstopfung mit sich. Der Kranke pflegt dann die Dosis seines Abführmittels zu erhöhen und betritt damit einen wahren Teufelskreis dauernder und Verzweiflung auslösender Verstopfung. Auf diese Art entwickelt sich eine eigentliche chronische Verstopfung des Organismus durch Rückstände, die im Normalfall ausgeschieden werden müssen. Diese zunehmende Vergiftung führt zu körperlichen und seelischen Krankheiten.

Die körperlichen Folgen der Verstopfung betreffen den Allgemeinzustand (Müdigkeit), die Lebertätigkeit (Gelbsucht, Gallenblasenentzündung), die Haut (Ausschläge, Ekzeme, Nesselfieber), den Harnapparat (Kolibazillusinfektion) und das Nervensystem (Schwindel, Kopfschmerzen). Sogar das Aussehen dieser Patienten ist verändert: Sie wirken traurig, ihre Hautfarbe ist getrübt, sie tragen Ringe um die Augen, ihre Haut verliert ihre Schönheit. Die seelischen Störungen sind nicht weniger beunruhigend: Niedergeschlagenheit, depressive Zustände,

Sinken der intellektuellen Leistungsfähigkeit, Verminderung der Aufmerksamkeit und Reizbarkeit sind die Krankheitszeichen dieser Personen, die sich im eigentlichen Sinne selbst vergiftet haben.

Das Lachen tritt hier als eines der besten natürlichen Mittel im Kampf gegen die Verstopfung auf; es bewirkt nämlich eine gründliche Knetung des Verdauungstraktes. Diese rein mechanische Wirkung ist offensichtlich, wenn man Leute beobachtet, die gerade am Lachen sind: Die Zuckungen des Unterleibs können zu einem wahren Bauchtanz werden!

Die erzwungene Ausatmung durch das Lachen bekämpft auch die Aerophagie (das krankhafte Luftschlucken), indem die im oberen Teil des Verdauungstrakts enthaltene Luft hinausgestoßen wird.

Wir wissen, daß die klassische Gymnastik zur Stärkung der Bauchmuskulatur ermüdend, anstrengend und nötigend ist; es ist wesentlich angenehmer und wirksamer, völlig ungezwungen zu lachen.

Neben den streng mechanischen Wirkungen des Lachens auf die Eingeweide sind auch die vorteilhaften Folgen zu erwähnen, die mit der vorherrschenden Tätigkeit des parasympathischen Systems im Zusammenhang stehen: Erhöhung der Speichelsekretion und der Verdauungssäfte, Verstärkung der Magen- und Darmkontraktionen, größere Vollständigkeit und Regelmäßigkeit sowie bessere Koordination in der Verdauungstätigkeit; auch die Darmaktivität leistet einen Beitrag zur Bekämpfung der Verstopfung. Die entspannende Wirkung auf den analen Schließmuskel erklärt die guten Resultate bei den einfachen Formen der Verstopfung von ängstlichen Personen.

Die drüsenartigen Organe, die dem Verdauungstrakt angegliedert sind, spielen eine sehr wichtige Rolle für die Verdauung. Auch sie profitieren von den günstigen Auswirkungen des Lachens.

Die Leber beherrscht die Ernährung all unserer Organe; sie besitzt mit der Galle eine äußere Ausscheidung, die wesentliche Flüssigkeit für die Verdauung, und zahlreiche innere Sekretionen, die in den Stoffwechsel der Harnstoffe, der Glucose, des Eisens, des Cholesterins usw. eingreifen.

Es gibt organische Leberschädigungen, die mit einer Entartung ihrer Zellen verbunden sind; diese kann toxischen Ursprungs sein (zum Beispiel Alkohol). Solche Leberschäden führen zu Zirrhose (Schrumpfung) oder zu Steatose (Fettsucht); sie können infektiös oder viral (Hepatitis) sein oder die Galle führenden Wege (Gallenblase und Gallengang) betreffen; diese Wege sind dann mit Gallensteinen angefüllt oder verstopft.

Neben diesen organischen Krankheiten der Leber und der Gallenwege gibt es noch die hepatitische Insuffizienz. Die ungenügende Leistungsfähigkeit der Leber ruft ebenso zahlreiche wie alltägliche Symptome hervor, zum Beispiel Kopfschmerzen; diese können vorübergehend oder beständig, in der Stirne oder im Nacken lokalisiert, einseitig und auf eine Schädelseite begrenzt (Migräne) sein. Oft werden diese Kopfschmerzen von Übelkeit und Erbrechen begleitet. Es können auch Schwindelgefühle (morgens oder ständig) auftreten; sie führen zu einer Instabilität im Gehen und erwecken den Eindruck eines möglichen Sturzes, was die Patienten unsicher machen läßt.

Mit der Leberinsuffizienz werden manchmal Neuralgien (Nervenschmerzen) in Verbindung gebracht, die keine rheumatologischen Ursachen haben; daraus entstehen Ischiaskrankheiten, Neuralgien der Nacken-Arm-Gegend oder Neuralgien in der Zwischenrippenregion.

Schließlich sind auch Schlafstörungen in der zweiten Nachthälfte häufige Beschwerden, oft verbunden mit Unruhe, Mangel an erfrischender Ruhe und morgendlicher Erschöpfung.

Die an Leberinsuffizienz leidenden Patienten sind oft depressiv, müde, quengelig; im übrigen bedeutet der Ausdruck «Melancholie», der diese Zustände charakterisiert, «schwarze Galle»*, ein deutlicher Hinweis auf ihren Ursprung.

Die Leber ist auch das Verteilungsorgan des Cholesterins, dessen wichtige Rolle beim Auftauchen der Arterienverkalkung bekannt ist. Die Leberinsuffizienz äußert sich oft in Beschwerden im Cholesterinstoffwechsel, vor allem im erhöhten Cholesterinblutspiegel (Hypercholie), dessen krankhafte Folgen für

---

* Melancholie: Schwarzgalligkeit; zusammengesetzt aus gr. *mélàs*: schwarz und gr. *cholé*: Galle

das Herz und für die Arterien schwerwiegend sein können. Das Cholesterin wird durch die Nahrung zugeführt; ein Teil wird wahrscheinlich durch die Milz produziert. Ausgeschieden wird es durch die Leber (Gallensekretion), die Haut (Schweiß) und die Atmung.

Die Krankheitsbilder der Leberinsuffizienz werden – im Unterschied zu den organischen Beschwerden der Leber und der Gallenwege – gewöhnlich durch Cholagoga (Medikamente, die die Ausscheidung der Galle begünstigen) behandelt.

Das Lachen bewirkt eine tiefgreifende Durchknetung der Leber und der Gallenwege durch eine Senkung des Zwerchfells; dadurch ist es das wirksamste Cholagogum. Viele Symptome, die in der klassischen Betrachtung mit der Leberinsuffizienz verbunden sind, lassen sich dadurch verbessern. Zudem begünstigt diese natürliche Lebermassage die Beseitigung des Cholesterins durch die Gallenwege. Der erhöhte Gasaustauschprozeß durch das Lachen trägt zur Ausscheidung des Cholesterins durch die Lungen und zur Bekämpfung der Arteriosklerose bei.

Die tiefer im Bauch gelegene Bauchspeicheldrüse profitiert ebenfalls von dieser Unterleibsmassage, und es ist wahrscheinlich, daß die Absonderung der Säfte aus der Bauchspeicheldrüse dadurch stimuliert wird und so die Verdauung regelt.

Die Milz ist ein weiteres Bauchorgan; sie ist jedoch nicht an der Verdauung beteiligt. Ihre Funktion besteht hauptsächlich darin, einen Blutvorrat aufzubauen. Merkwürdigerweise wurde dieses Organ schon immer mit dem Lachen in Verbindung gebracht. Im Unterschied zur Leber, dem Organ der Hypochonder, Schwermütigen und eingebildeten Kranken (das Hypochondrium ist die anatomische Lokalisierung der Leber), wo sich Kummer und Traurigkeit ansammeln, bläht sich die Milz durch das Lachen auf und entspannt sich wieder! Dadurch werden die düsteren Gedanken vertrieben. Jemanden zum Lachen zu bringen bewirkt eine Druckverminderung und trägt zum Vertreiben von schwermütigen Stimmungen bei. In der französischen Redewendung *«dilater la rate»* (wörtlich: «die Milz dehnen», im übertragenen Sinne: «sich gut unterhalten») holt die Sprache die physiologischen Gegebenheiten wieder ein.

Lachen und Schmerz

Der Schmerz ist eines der häufigsten Krankheitszeichen. Er ist ein Alarmsignal, das den Menschen warnt und die Aufmerksamkeit auf eine Körperstörung richtet. Die Schmerzen können sehr mannigfaltig sein und ganz unterschiedliche Bedeutungen haben. Jeder hat schon am eigenen Leibe Zahn-, Kopf-, Rükken- und Lendenschmerzen erfahren, ganz zu schweigen vom dolchartigen Schmerz eines Magengeschwürs, dem überwältigenden Schmerz einer Leberkolik, dem an die Grenzen zum Wahnsinn führenden Schmerz einer Nierenkolik, dem bedrükkenden und beängstigenden Schmerz einer Angina pectoris. Es geht nicht darum, zum vornherein über unsere Schmerzen zu lachen; sie können das erste Anzeichen einer schweren gesundheitlichen Schädigung sein, die ein dringendes Eingreifen durch den Arzt notwendig macht. Der Schmerz ist einer der häufigsten Beweggründe für eine Arztvisite (bei über sechzig Prozent der Patienten). Er ist gewissermaßen das Signal für ein organisches Leiden, und häufig kann der Arzt aufgrund der Lage, des Rhythmus und der Kennzeichen eines bestimmten Schmerzes die Diagnose stellen und die nötige Behandlung einleiten. Während es jedoch ganz einfach pathologische Schmerzen gibt, deren ursächliche Behandlung unerläßlich, ja sogar dringend ist, gibt es daneben viele andere schmerzhafte, mehr oder weniger langwierige Zustände, die nicht das Zeichen für ein lebensbedrohendes Leiden darstellen. Bei diesen wird die Behandlung vor allem symptomatischen Charakter haben (etwa durch schmerzstillende Medikamente).

Diese oft verzweifelten Schmerzen, Migränen, Muskelschmerzen oder Schmerzen bei Dickdarmentzündungen, können durch das Lachen starke Besserung erfahren. Das kann so weit gehen, daß die gewöhnlich angewendete medikamentöse Therapie zur Schmerzlinderung, zu der auch gefährliche oder gar giftige Medikamente gehören, unter Umständen weggelassen werden kann. So weiß man zum Beispiel, daß die regelmäßige Einnahme von Aspirin für den Magen gefährlich ist, da sie zu Geschwürbildungen und zu Störungen in der Blutgerinnung führen kann.

Das Lachen hat sowohl kurz- wie auch langfristige Wirkungen. Dabei kommen vier Mechanismen ins Spiel:

1. Das Lachen lenkt die Achtsamkeit ab; die Schmerzen und die Leiden werden durch die auf sie gerichtete Aufmerksamkeit gesteigert. Man kann sogar ein gewisses Maß an Schmerzunempfindlichkeit erlangen, indem man sein Bewußtsein auf etwas anderes richtet. Ein lachender Mensch schenkt seinen Schmerzen nur wenig Beachtung. Wir alle haben diese Erfahrung schon gemacht. Nachdem man ausgiebig gelacht hat, kehrt der Schmerz nicht mehr mit der gleichen Intensität zurück, selbst wenn man sich wieder auf ihn konzentriert. Natürlich gibt es noch andere Mittel, seine Aufmerksamkeit vom Schmerz abzulenken. Benchley meinte dazu: «Wenn Sie unter Schmerzen leiden, so rufen Sie einen Arzt. Noch besser: rufen Sie drei Ärzte und spielen Sie eine Partie Bridge!»

2. Das Lachen vermindert die Muskelspannung. Viele Schmerzen sind mit einer Muskelspannung verbunden; insbesondere rühren zahlreiche Kopfschmerzen von einer Steifigkeit der Nackenmuskulatur her, und die damit verbundenen Spannungen erzeugen häufig Rücken- und Lendenschmerzen.

Bei einer organischen Krankheit tritt oft eine Versteifung jener Muskeln auf, die im Bereich des betroffenen Organs liegen, wodurch der Schmerz zunimmt. Die Wirkweise des parasympathischen Systems besteht darin, die Muskelspannung dauerhaft herabzusetzen; dadurch können viele chronische Schmerzen zum Verschwinden gebracht werden.

3. Das Lachen verändert die Einstellung gegenüber dem Schmerz. Die Schmerzempfindung ist bei den verschiedenen Individuen sehr unterschiedlich. Es handelt sich hierbei um ein im wesentlichen subjektives Phänomen, bei dem die Persönlichkeitsstruktur, die Kultur und das soziale Umfeld eine Rolle spielen. Bei Patienten, die wenig schmerzempfindlich sind oder den Schmerzen nur wenig Beachtung schenken, ist oft auch eine positive und optimistische Lebenseinstellung vorherrschend.

4. Das Lachen führt zu einer Erhöhung der Produktion von Katecholaminen und Endorphinen. Der Nutzen der Endorphine besteht darin, den Schmerz zu dämpfen und dem Patienten dadurch mehr Behaglichkeit zu schenken. Wenn sich der

Prozentsatz von zirkulierenden Endorphinen erhöht, vermindert sich der Schmerz und hört schließlich ganz auf. Das Lachen wie übrigens auch der Laufsport vergrößern diese Quote, was die Widerstandskraft des Läufers gegenüber der Anstrengung beim Laufen und den euphorischen Zustand nach einem anstrengenden Lauf (das «Hochgefühl») erklärt – ein Zustand, den man auch nach einer Morphiuminjektion beobachten kann. Während des Lachens und danach leidet man nicht mehr, man fühlt sich wohl, ohne deswegen Zuflucht zu Beruhigungs- oder Anregungspillen nehmen zu müssen.

Die Katecholamine (Adrenalin und Noradrenalin) sind von Bedeutung bei entzündlichen Prozessen; ihre Erhöhung wirkt entzündungshemmend, besonders bei rheumatischen Gelenkentzündungen. Auch hier ist das Lachen ein natürliches Mittel, den Teufelskreis von Schmerz und Entzündung, der für viele Beschwerden verantwortlich ist, zu durchbrechen.

Schließlich sind Menschen, die unter chronischen Schmerzen leiden, sehr oft depressiv. Die Beharrlichkeit ihrer Leiden drückt sie nieder, denn der Alltag wird dadurch in Mitleidenschaft gezogen (das trifft besonders auf die Migränen und die Rückenschmerzen zu). Das Lachen ist der erste Schritt in Richtung auf eine optimistische Einstellung. Dies ist um so mehr der Fall, als auch die Katecholamine positiv auf die Stimmung einwirken und zweifellos antidepressiv wirkende Eigenschaften aufweisen.

Lachen und Spasmophilie

Die Spasmophilie ist eine Stoffwechselkrankheit; sie zeigt sich durch eine anormal starke Erregbarkeit der Nerven- und Muskelstrukturen. Die Symptome der Spasmophilie sind mittlerweile wohl bekannt: große Ermüdung, starkes Herzklopfen, innere Unruhe, Schlaflosigkeit während der zweiten Nachthälfte, Kopfschmerzen, vollständige oder teilweise Bewußtseinsverluste, Unwohlsein und Schwindelgefühle, Verdauungsstörungen, Muskelschmerzen und -steifigkeit sowie Zustände von reaktiver Depression.

Die Ursachen der Spasmophilie sind zahlreich, aber man findet immer wieder einen vorbereitenden Nährboden (dieser spasmophile Boden ist bei zehn bis zwanzig Prozent der Bevölkerung gegeben) und auslösende Ursachen, zu denen ein körperlicher Streß (Überarbeitung, verbunden mit Krankheit) oder ein seelischer Streß (Trauer, Konfliktsituationen usw.) gehören können.

Die Mechanismen der Spasmophilie bringen Unzulänglichkeiten in der Zufuhr von Mineralsalzen (Magnesium, Kalzium), Vitaminen (vor allem Vitamin D) wie auch eine Überproduktion von Adrenalin mit sich; sie sind gleichzeitig für einen Teil der Symptome der Spasmophilie (Angst, Müdigkeit) und für das Aufrechterhalten der Mechanismen der neuromuskulären Übererregbarkeit (Teufelskreis der Spasmophilie) verantwortlich.

Gewöhnlich bauen die Therapien der Spasmophilie auf einer Zufuhr von Mineralsalzen und von Vitamin D, von entspannungsfördernden Medikamenten und von Antiadrenalinmitteln (Betablockern) auf.

Der Produktionsmechanismus der Symptome bei der Spasmophilie kann als eine Rückentwicklung der Produktionsmechanismen der körperlichen und seelischen Wirkungen des Lachens betrachtet werden. Dies erklärt auch, warum das Lachen als Körper- und Geistesübung bei der Verhütung, aber auch bei der Behandlung der spasmophilen Zustände eine Rolle spielt.

Wie im Falle des Streß löst das Lachen nervöse und seelische Störungen auf. In seinen verschiedenen Äußerungen gibt das Lachen den ersten Anstoß, die verschiedenen Ebenen des zentralen Nervensystems untereinander in Beziehung zu bringen. Es bewirkt ein wohltuendes «Gewitter» zwischen dem bewußten Kortex und den subkortikalen Bereichen, die gleichzeitig die Emotionen kontrollieren und den Unregelmäßigkeiten unterworfen sind, die durch die chronischen Streßzustände hervorgerufen werden. Wir können darin eine gesunde und natürliche Art sehen, die «Maschine» zu schütteln, die Gedanken und Sorgen abzuschalten, die man in den subkortikalen Zonen hin und her wälzt.

Gleichzeitig bekämpft die periphere Entspannung, die durch das Lachen im Bereich der Muskeln, des Herzens und der Gefäße hervorgerufen wird, die neuromuskuläre Übererregbarkeit. Es ist schwierig, einen Schreibstift in der Hand zu halten, während man lacht. Ebenso schwierig oder gar unmöglich ist es, die Muskeln des Nackens oder der Lendengegend zusammenzuziehen; durch das Lachen bessern sich gewisse Kopfschmerzen und Ischiasbeschwerden oder verschwinden gar.

Die Spasmophilie ist ein manchmal entmutigendes Leiden, gerade weil ihre Symptome durch zahlreiche Teufelskreise am Leben erhalten werden. Die Kranken sind oft niedergeschlagen, nicht weil sie nachweislich depressiv wären, sondern weil ihr Zustand sie auf die Dauer zur Verzweiflung bringt und sie niederdrückt. Es handelt sich also um sekundäre Depressionen. Das Lachen bekämpft die peripheren Symptome der Spasmophilie auf mechanischem Weg, aber es bekämpft auch mit chemischen Mitteln die zentralen Symptome der Angst und der Depression. Man darf nicht vergessen, daß die Katecholamine nicht nur Streß- und Angstsymptome sind, sondern auch die Hormone der Anregung. Das Lachen bewirkt ihre Absonderung und macht sie mit Bedacht in der ersten Phase der Aufmerksamkeit nutzbar, was in gewisser Weise eine Reinigung des Organismus zur Folge hat. Diese Säuberung hindert die Streßmechanismen daran, sich zu reproduzieren und fortzupflanzen, um so mehr, als in zweiter Linie eine lange Entspannungsphase eintritt, in der der Parasympathikus dominiert. Einmal mehr trägt auch die Sprache zum besseren Verständnis bei: «spasmophil» bedeutet «zu Krämpfen neigend» – aber auch das Lachen ist ein Krampfphänomen, ein wohltuender, befreiender, belebender und guter Krampf. Die alten Griechen nannten das Lachen *gelos*, und es bleibt nur zu hoffen, daß unsere Spasmophilen bald einmal «Gelophile» sein können.

Lachen und Streß

Der Streß ist die «biologische, unspezifische Reaktion des Organismus auf jede an ihn gestellte Forderung».

Mit dieser Definition postulierte Professor Hans Selye, der Vater des Streßkonzeptes in den dreißiger Jahren, daß jede Emotion – sei sie nun gut oder schlecht – im weiteren Sinne im Organismus eine gleichartige, biologische und hormonelle Reaktion hervorruft, die für Veränderungen im Bereich der verschiedenen die Anpassung gewährleistenden Organe verantwortlich ist. Diese Reaktion kann an die Möglichkeiten des Körpers angepaßt sein oder, im Gegenteil, darüber hinausgehen. Bei einer Anhäufung von Streßfaktoren entsteht eine Einheit von biologischen und funktionellen Manifestationen, die unter der Bezeichnung «Streßzustand» bekannt ist und dieser übermäßigen und beständigen Reaktion des Organismus auf die an ihn gestellte Anpassungsforderung entspricht. Der Streß wird immer als ein Zustand von Überanstrengung und Erschöpfung, von Überdruß und nervlicher Anspannung empfunden, und mit ihm ist eine große Zahl von wohlbekannten Symptomen verbunden.

Ein Modell für die neurovegetativen und biochemischen Reaktionen des Organismus auf den Streß liefern die Vorgänge, die sich beim Auftreten brutaler Gewalt abspielen. In einer unmittelbaren Gefahrensituation reagiert der Organismus mit einer Kettenreaktion, die vom Gehirn ausgeht; sie versetzt den Körper in Alarmzustand und bereitet ihn darauf vor, sich zu stellen oder die Flucht zu ergreifen. Dieser Ablauf setzt gewöhnlich dann ein, wenn die Augen etwas wahrnehmen, was das Gehirn als eine Bedrohung interpretiert. Die Vorstellung dieser Bedrohung ist im Bereich des bewußten Gehirns lokalisiert und mit dem limbischen System (Zentrum der Emotionen) verknüpft. Der Hypothalamus schickt durch Vermittlung des CRF dem Hypophysenvorderlappen (der an der Hirnbasis gelegenen Drüse mit innerer Sekretion) ein Signal zu. Dieser reagiert darauf mit einer Erhöhung seiner ACTH-Produktion (kortikotrope Hormone), die über die Blutbahnen die großen Nebennieren stimulieren und die Adrenalin- und Noradrenalinproduktion erhöhen. Das Ganze spielt sich mit beeindruckender Schnelligkeit ab. Das sympathische wird gegenüber dem parasympathischen System vorherrschend, die Aggressions- und Verteidigungsorgane werden angeregt und mit Sauerstoff angereichert.

Der Herzschlag wird stärker und schneller. Die Gefäße, die die Haut und den Verdauungsapparat mit Nahrung versorgen, ziehen sich zusammen. Dadurch wird der Verdauungsprozeß verzögert und die Haut zum Erbleichen gebracht. Falls dem Körper eine Wunde beigebracht würde, wäre weniger Blut vorhanden, und die Gerinnung würde schneller erfolgen. Gleichzeitig setzt die Leber ihre Zuckervorräte für die Ernährung von Gehirn und Muskulatur frei. Die Sauerstoffzufuhr erhöht sich, die Atmung wird stärker und umfassender, die Muskeln spannen sich an, die Pupillen erweitern sich, die Speichelsekretion geht zurück, die Mundhöhle trocknet aus, die Schweißabsonderung nimmt zu, um den Körper im Hinblick auf die heftige Aktivität, die er liefern muß, zu erfrischen, und die Kopfhaare beginnen sich aufzurichten (zweifellos ein Überbleibsel der urmenschlichen Horden, die ihren Feinden so Schrecken einjagten!).

Die Alarmierung des Organismus in einer Angstsituation ist ein Beitrag zur Verteidigung der Gattung. Diese Situation darf sich jedoch nicht über lange Zeit erstrecken.

Während der Streß tatsächlich eine normale Reaktion darstellt, sind die Verlängerung oder Wiederholung der Streßzustände in hohem Maße pathologisch und tragen dazu bei, das Individuum zu erschöpfen.

Es gibt Streßsituationen, die sich über Tage, Wochen, ja Monate hinziehen und deren man sich nicht einmal unbedingt als Streß bewußt ist. Dies ist beispielsweise der Fall bei Konfliktsituationen in der Familie oder am Arbeitsplatz, bei Trauerfällen, gefühlsmäßigen Erschütterungen usw. Die durch diese Situationen erzeugte anhaltende Spannung bewirkt einen Dauerstreß, in dem das limbische System und der Hypothalamus ständig beansprucht und aktiviert sind, was eine chronische Überproduktion von Kortikotropinen und von Adrenalin nach sich zieht. Auf die Länge gesehen geraten unsere Anpassungs- und Abwehrmechanismen in Unordnung und beginnen auf abnorme Weise zu funktionieren. Die Folge davon sind die Streßkrankheiten: Herzinfarkt, zu hoher Blutdruck, Zwölffingerdarm- und Magengeschwüre.

Das Lachen ist ein äußerst wirkungsvolles Mittel gegen den Streß; es stellt nicht nur das Gleichgewicht zwischen dem sympathischen und dem parasympathischen System wieder her, sondern bewirkt auch, daß sich die Waagschalen zugunsten des parasympathischen Systems neigen, indem es eine Verlangsamung der Herzfrequenz, eine Entspannung der Gefäße und eine Lockerung der Muskulatur hervorruft.

Lachen und Schlaf

Alle an Schlaflosigkeit leidenden Menschen haben manchmal zu ihrer Überraschung eine Nacht ungestörten Schlafes erlebt, nachdem sie einen besonders angenehmen Abend mit Lachen und Zerstreuung verbracht haben. Um die Frage zu beantworten, ob das Lachen dem guten Schlaf förderlich ist, müssen wir die Beziehungen zwischen den physiologischen Mechanismen des Lachens und des Schlafes betrachten. Das seelische Leben kennt keinen Unterbruch; die Wachphase geht in den Schlaf über. Die Ablösung zwischen Wachzustand und Schlaf ist uns allen bekannt. Dabei handelt es sich jedoch nicht um seelische Zustände, die vollständig voneinander abgeschnitten wären. Insbesondere die Aktivität des Traumes, die für den Schlaf typisch ist, wirft die Frage nach der Ebene des Bewußtseinszustandes auf. Der Schlaf ist ein zentrales Thema von großer Aktualität in der Forschungspraxis der Psychopharmakologie. Der Wachzustand wird zyklusartig durch den Schlaf unterbrochen, aber der Schlaf kann nicht einfach als eine Ganzheit betrachtet werden. Die Aufzeichnungen im Elektroenzephalogramm (EEG) haben bewiesen, daß es innerhalb des Schlafes Zyklen und Phasen gibt: biologische Rhythmen von neunzig bis hundert Minuten Dauer, Phasen von leichtem, mittlerem und tiefem Schlummer, Schlafphasen, die auf dem EEG als langsam und leicht, mittelstark oder tief erscheinen, und schließlich Phasen seltsamen Schlafes, in dem Augenbewegungen auftreten, die einer schnellen EEG-Aktivität entsprechen und mit den Traumphasen übereinstimmen.

Das Wachsystem ist anatomisch gesehen mit dem SRAA verbunden; dieses hat seinen Sitz im Hirnstamm und wird durch den Thalamus und den Hypothalamus verlängert. Physiologisch betrachtet entspricht der Schlaf einem Stillstand im Bereich des SRAA; es wird ersetzt durch eine ergänzende Aktivität, die ihren Ursprung in verschiedenen anatomischen Strukturen hat. Siebzig bis achtzig Prozent der Schlafdauer bestehen aus Phasen, die auf dem EEG als langsame Gehirnstromwellen mit progressiver Tendenz aufgezeichnet werden und mit dem Wachzustand eine Einheit bilden. Die verschiedenen Autoren sind sich nicht über den Ursprung der Hemmung des SRAA einig; je nach Ansatz betrachten sie ihn als kortikal, subkortikal oder bulbär.

Die Schlafphase, in der rasche Gehirnstromwellen gemessen werden, entspricht den restlichen zwanzig bis dreißig Prozent der Schlafdauer. Es handelt sich dabei um eine allgemeine Gehirnaktivität, die mit einer völligen Muskelentspannung verbunden ist. Der Ursprung des Stillstandes des SRAA, der diesen seltsamen Schlaf hervorruft, scheint im Locus caeruleus zu liegen; dieser ist mit dem limbischen System, das für die muskuläre Hypotonie verantwortlich ist, verbunden.

Aus chemischer Sicht hängt das Schlafsystem vom Serotonin ab, das das Einschlafen und den «langsamen» Schlaf kontrolliert. Das Wachsystem wird vom Noradrenalin und vom Dopamin beherrscht. Die Mechanismen des Schlaf- und des Wachzustandes ergänzen sich gegenseitig; das Noradrenalinsystem ist verantwortlich für die «schnellen» Schlafphasen mit vorherrschender Traumaktivität.

Die normale Funktion des Schlafes besteht im Schutz des Nervensystems und der Persönlichkeit des Menschen, im Schutz vor Ermüdung, vor schädlichen und unangenehmen Reizen. Wir brauchen den Schlaf, um uns zu erholen und um Unzufriedenheit zu vermeiden. Durch konflikthafte Ursachen kann der Schlaf deshalb gestört sein.

Die Schlafstörungen treten mit extremer Häufigkeit auf. Es handelt sich um eine Verminderung der von jedem einzelnen Individuum benötigten Gesamtschlafzeit (von Person zu Person verschieden: sechs, acht oder zehn Stunden je Tag mit 24 Stunden), begleitet von Unbehagen, Mattigkeit, sogar Verdauungsstörungen und Abmagerung. Der an Schlaflosigkeit Leidende beklagt sich darüber, keinen stärkenden Schlaf finden zu können, wie dies für einen guten Allgemeinzustand und für ein vitales Gleichgewicht wichtig ist.

Das Lachen nimmt Einfluß auf den Schlaf, denn es erschöpft die innere Spannung. Es verbessert die Schlaffähigkeit oder beseitigt gar die Schlaflosigkeit. Nach einem mit Lachen verbrachten Abend, zum Beispiel im Theater oder in der Gesellschaft von Freunden, tritt der Schlaf schnell ein, ist tief und dauerhaft. Das adrenergische Wachsystem, das durch das Lachen stark stimuliert wird, erholt sich und überläßt seinen Platz dem Serotonin des Schlafsystems. Außerdem befinden sich die Muskeln nach dem Lachen bereits im Zustand der Entspannung, der für den Schlaf typisch ist. All diese Faktoren erleichtern den Übergang vom Wach- zum Schlafzustand. Auch verhindert die seelische Entspannung das Hin- und Herwälzen von Gedanken, das sehr oft die Schlaflosigkeit aufrechterhält.

Lachen und Sexualität

Der Ablauf des Lachens gleicht dem des Liebesaktes. Man kann die physiologischen Phänomene, die im einen und im anderen Fall auftreten, praktisch mit denselben Begriffen beschreiben; zudem sind sie durch die Tätigkeit naher Nervenstrukturen verbunden. Wir werden daher sehen, daß das Lachen bei der Behandlung gewisser sexueller Störungen nützlich sein kann, wirkt es doch wie eine heilgymnastische Behandlung.

Die menschliche Sexualität hat eine biologische Aufgabe, die mit der Erhaltung der Gattung zusammenfällt. Damit will ich mich hier nicht befassen, sondern mich vor allem auf die Funktion der Lust konzentrieren, auf die Befriedigung eines Verlangens, das in der Orgasmusphase ihren Höhepunkt findet.

Der Liebesakt steht unter der Kontrolle des Nervensystems und des endokrinen Systems und umfaßt mehrere Phasen. Das sexuelle Verlangen, das von einem Trieb (Libido) ausgeht, ist oft versteckt, taucht aber bei entsprechenden erotischen Reizen auf. Daran schließt eine Vorbereitungsphase an, die der sexuellen Vereinigung vorangeht; in dieser Phase kommt die Erektion des Penis beim Mann und der Klitoris sowie der anderen erregungsfähigen Organe bei der Frau zustande. Diese Erektionen werden begleitet von der Aktivität der dazugehörigen Drüsen der Harnröhre oder der Vagina. Diese Vorbereitungsphase nimmt ihren Anfang unter dem Einfluß seelischer Anregungen (erotischer Vorstellungen auf Verstandesebene) oder sinnlicher Anreize (über den Gesichts-, Tast- oder Geruchsinn).

Die sexuelle Vereinigung ist durch eine allgemeine Gefäßverengung gekennzeichnet, verbunden mit einer Muskelanspannung, die auf den ganzen Körper übergreift. Das Eindringen des männlichen Glieds wird ermöglicht durch die Beständigkeit dieser Phänomene, die in der ersten Phase geschaffen wurden: Erektion und Sekretionsvorgänge. In dieser Phase wächst die lustvolle Spannung. Die Orgasmusphase beim Mann ist charakterisiert durch die Reaktion des Samenergusses, was gleichzeitig Höhepunkt und Ende bedeutet; bei der Frau entspricht der Ejakulation eine ausgedehnte Bewegung im Bereich der Beckenmuskeln und -bänder, der Eileiter und der Gebärmutter. In der Orgasmusphase ergibt sich bei beiden Geschlechtern eine Lokkerung der Gefäßverengung und der Muskelanspannung.

Nach dem Höhepunkt folgt bei Mann und Frau die Erholungsphase. Beim Mann ist sie refraktär, das heißt, während einer veränderlichen Zeit, die vom Alter, der Person und der Mitwirkung der Partnerin abhängt, ist eine erneute sexuelle Vereinigung unmöglich. Bei der Frau hingegen gibt es keine solche refraktäre Reaktion; die Orgasmusphasen können bei ihr nacheinander erfolgen.

Die nervliche Steuerung des Liebesaktes bringt die kortikalen Zentren ins Spiel, die die erogenen Reize auswählen und zur Harmonie bringen. In den Zentren des Hypothalamus (limbischen Systems) werden die Reize, die die sexuelle Vereinigung beherrschen, in das autonome Nervensystem integriert. Dort herrscht der Parasympathikus vor, durch den die Entspannung und Erweiterung der Blutgefäße in Gang gesetzt wird.

Wir erkennen in der Beschreibung des Liebesaktes Abläufe wieder, die uns vom Lachen her vertraut sind: Vorbereitung, Anstieg, Erwartung, Explosion, Entspannung, daneben auch das Eingreifen von assoziativen kortikalen und subkortikalen Mechanismen wie auch den Einfluß des autonomen Nervensystems. Der normale und harmonische Ablauf des Liebesaktes kann zahlreiche Störungen erfahren. Die häufigsten sind die Impotenz und die Frigidität. Die Unfähigkeit, zum Orgasmus zu gelangen, hat bei Männern und Frauen schwerwiegende Konsequenzen, sowohl im persönlichen wie auch im zwischenmenschlichen Bereich. Impotenz und Frigidität haben selten organische Ursachen (neurologische, vaskuläre oder endokrine Gründe). Meistens sind seelische Ursachen dafür verantwortlich, die mit dem Fehlen der Libido, mit Angst, übermäßiger Gefühlserregbarkeit oder neuromuskulärer Hyperexcitabilität zusammenhängen.

Die Unzulänglichkeit der parasympathischen Aktivität findet sich bei diesen männlichen und weiblichen Erscheinungen von Impotenz wieder; sie ist mit einem ersatzweisen Funktionieren des sympathischen Systems verbunden, das krampfauslösend und beängstigend wirkt. Der Herzrhythmus beschleunigt sich, es tritt eine erhöhte Erregbarkeit auf, die beim Mann die Erschlaffungsphase des Penis verlängert und bei der Frau dazu führt, daß sich die Arterien der Geschlechtsorgane zusammenziehen. Das Verhalten der Atemmuskulatur erschwert die Situation, denn die Lahmlegung des Zwerchfells begünstigt die Vorherrschaft des sympathischen Kontraktionsmuskels. Dieser erhöht die Adrenalinproduktion und behindert die sexuelle Dehnung der Organe. Im Gegensatz dazu würde ein tiefes Ausatmen die parasympathische Wirkung fördern, indem sie die Angst beseitigen und eine Dehnung der Genitalarterien hervorrufen würde (Wilhelm Reich).

Das Lachen ist eine wichtige Methode der heilgymnastischen Behandlung der sexuellen Funktion. Es ist ja eine ganz banale Feststellung, daß angenehme Reize, wie etwa gute Speisen oder auch Scherze, in den Verliebten die Sehnsucht nach größerer Nähe weckt. Vor allem reproduzieren sich im Lachen die aufeinanderfolgenden Phasen des Geschlechtsaktes. Dadurch gewöhnt sich der Organismus wieder an das harmonische Funktionieren seiner emotionalen Zentren und seines autonomen Nervensystems. Das Lachen berührt wie die Sexualität den Menschen in seiner seelischen Ganzheit. Wer lachen kann, kann andere zum Lachen bringen; wer andere zum Lachen bringt, bezaubert die Mitmenschen; und wer andere fasziniert, ist für erotische Freuden ohne Komplexe bereit.

Lachen und Langlebigkeit

Zwischen dem Lachen und der Lebensdauer bestehen enge Beziehungen. Der Alterungsprozeß hängt von vielschichtigen Gründen ab, deren wichtigster das Austrocknen der Körperzellen ist. Dadurch werden die in den Geweben angesammelten Giftstoffe nicht mehr ausgeschieden, die Zellaktivität vermindert sich, die Zellen werden von Bindegewebe überlagert und anfälliger. Sie verarbeiten nicht mehr oder nur schlecht die Produkte des inneren Wirkungskreises, und ihr physiochemisches Gleichgewicht verschlechtert sich. Das Atemsystem verringert seine Sauerstoffaufnahme durch eine Verminderung der Bewegungen des Brustkorbes. Die Ausscheidungsfunktion der Nieren verlangsamt sich, die Geschlechtshormone stellen allmählich ihre Hormonabsonderung ein, das Herz-Kreislauf-System reduziert seine Aktivität, die Gehirnfunktionen verkalken. Neben diesem fortschreitenden Absterben des müden Organismus – einer Kerze vergleichbar, die am Ende des Verbrennungsprozesses erlöscht – gibt es zahlreiche Krankheiten, die manchmal auf dramatische Weise die Lebenserwartung verkürzen. Die Herz-Kreislauf-Krankheiten und ihre Folgen bilden gegenwärtig im Abendland die Hauptursache für vorzeitige Todesfälle, gefolgt von den Krebserkrankungen. Wir werden in diesem Kapitel sehen, daß bei beiden Leiden das Lachen Wirkungen haben kann, die nicht zu unterschätzen sind.

Die hauptsächlichen Risikofaktoren für den Herzinfarkt sind bekannt; es sind dies der Tabakgenuß, die Fettsucht, die Zuckerkrankheit, der Bluthochdruck, die Hypercholie, der Streß und der körperliche Bewegungsmangel. Das Lachen ist eine starke Waffe im Kampf gegen den Streß; es bringt auch den arteriellen Druck zum Sinken.

In diesem Zusammenhang wird zwischen zwei Persönlichkeitstypen unterschieden: der «A-Typ» ist gekennzeichnet durch Ernsthaftigkeit, Aggressivität, Streßbelastung, Ungeduld, überbordende Aktivität, während der «B-Typ» aufgrund seines Sinnes für Humor den Zorn, die Angst und die Aggressivität verringern kann. Die Lust und das Vergnügen am Lachen kennzeichnen den «B-Typ». Den «A-Typ» zum Lachen zu bringen kann dazu beitragen, ihm die Qualitäten der «B-Gruppe» näherzubringen.

Mit Sicherheit begünstigt und beschleunigt der Streß den Alterungsprozeß. Hans Selye sagte dazu: «Der Streß ist gleichbedeutend mit einer Abnützungserscheinung des Organismus.» Das Lachen ist eine Methode, seine Spannungen zu beherrschen, an seiner Arbeit Vergnügen zu finden, seine Aktivitäten zwischen Sport, beruflichen Verpflichtungen, Freizeit und Gemütsleben zum Ausgleich zu bringen und folglich besser und länger zu leben als diejenigen, die sich in Enttäuschungen und Lebenszwängen erschöpfen.

Wenn der Streß am Ursprung krankhafter Manifestationen wie Magengeschwüren oder Herzinfarkten steht, spielt er auch eine Rolle beim Erscheinen von Krebskrankheiten? Die Ärzte kennen zahlreiche Beispiele von Krebsfällen, die in der Folge von Trauer, Scheidung, Arbeitsplatzverlust oder Versetzung in den Ruhestand aufgetreten sind, aber der Zusammenhang zwischen diesen psychologischen Angriffen und dem Auftauchen von krebsartigen Zuständen konnte wissenschaftlich nie wirklich bewiesen werden. Trotzdem liegt der Gedanke nahe, daß die oft aufgefundene Beziehung zwischen Streß und Krebs nicht rein zufällig ist.

Nach den gegenwärtig verfügbaren statistischen Angaben und den mit Tierexperimenten gesammelten Daten scheinen die Ausdrucksformen von Aggressivität eine schützende Rolle gegenüber dem Krebs zu spielen und eine verzögernde Wirkung zu haben, während die erlittene Gewalt ein krebsfördernder Faktor ist. Bei der menschlichen Gattung zeigen die Statistiken, daß eine Krebserkrankung oft in den sechs bis zwölf Monaten festgestellt wird, die auf einen Schock von existentieller Bedeutung folgen (Trauer, Trennung, Beziehungsabbruch, Arbeitslosigkeit, finanzieller Verlust); in gewissen Fällen förderte die Unterdrückung der Fähigkeit, Feindseligkeit auszudrücken, den Ausbruch eines krebsartigen Zustandes.

Solche Hypothesen besitzen keine experimentelle Grundlage. Da aber auf jeden Fall der Ursprung des Krebses noch unbekannt ist, hindert uns nichts daran, dies in Betracht zu ziehen. Aus diesem Gesichtswinkel kommt dem Lachen wahrscheinlich eine Beschützerrolle gegenüber Krebserkrankungen zu – als Faktor der Befreiung, als Ausdrucksmöglichkeit für aggressive Einstellungen und als Therapie gegen den Streß. Selbst wenn das Lachen nicht notwendigerweise die Lebenserwartung erhöht, steigert es doch auf jeden Fall die Lebensqualität.

DER GENESUNGSWILLE
Die Beziehung «Arzt–Patient» im Zusammenhang mit dem Placeboeffekt

Die Medizin ist eine ernsthafte Angelegenheit. Im Sprechzimmer des Arztes, einem abgeschlossenen Raum, in dem sich Patient und Arzt gegenübersitzen, hört das Lachen meist auf. Es ist dies letztlich eine ungleichwertige Begegnung zwischen Symptomen und Ängsten auf der einen Seite und einem technischen Können, einer Bereitschaft und einem Anhören auf der anderen Seite. Das ärztliche Sprechzimmer ist der dem Dichter Comte de Lautréamont so liebe Seziertisch, auf dem sich zwei unversöhnliche Größen begegnen. Und dennoch wird sich in der Mehrzahl der Fälle etwas ereignen: Die berühmte Beziehung zwischen dem Arzt und dem Patienten wird entstehen, die bewirkt, daß der eine den anderen heilen kann. Ob man sich dessen bewußt ist oder nicht: der erste Termin bei einem Arzt ist ein zufälliges, blindes Treffen, die Begegnung von zwei Personen, die sich noch nie zuvor gesehen haben. Wenn alles gutgeht, wird der Kranke vor einem Unbekannten über sich selbst, über seine Familie, seine Arbeit und über intime Probleme sprechen, natürlich auch über seine Symptome, die ihn mit Besorgnis erfüllen, und all dies, weil der Arzt Vertrauen einflößen kann. Beim christlichen Ritual der Beichte bleibt der Gesprächspartner unsichtbar; der Priester ist da, versteckt, ein symbolisches Ohr. Beim Ritual der Psychoanalyse sitzt der Analytiker hinter dem Patienten, außerhalb des Gesichtsfeldes, schweigend; er folgt einem Redefluß, der manchmal viel Zeit in Anspruch nimmt, um in Gang zu kommen. Die Beziehung zwischen dem Arzt und dem Patienten ist von diesen beiden Begegnungsformen verschieden; es ist eine Beziehung Auge in Auge, ein Wechselspiel von Fragen und Antworten, bei dem man sagt, was man zu sagen hat. Außerdem spielt sich die ganze Bewegung ziemlich schnell ab, aus praktischer Notwendigkeit, weil die Agenda des Arztes überlastet ist und weil die Beziehung zwischen Arzt und Patienten *rasch* zustande kommt oder überhaupt nicht.

Michael Balint, der aufgrund seiner Untersuchungen zu diesem Thema Berühmtheit erlangt hat, schätzt, daß eine von gegenseitigem Vertrauen geprägte Beziehung zwischen dem Arzt und dem Patienten in einem Zeitraum von durchschnittlich sieben Minuten entstehen muß. So gesehen ist die Beziehung «Arzt–Patient» dem Phänomen der «Liebe auf den ersten Blick» nicht unähnlich. Neben den rein intellektuellen und auf die Nützlichkeit gerichteten Faktoren mischen sich in diese Beziehung zahlreiche gefühlsbedingte Momente ein. Es sind dies emotionale Komponenten, die eine Vertrauensbeziehung in kurzer Zeit herstellen und die bei der Heilung mitwirken.

In dieser Verbindung entstehen die tiefen Beziehungen zwischen der medizinischen Technik, dem Optimismus und dem Lachen, die ich jetzt untersuchen möchte.

Albert Schweitzer erklärte, das seit Hippokrates am besten gehütete Geheimnis sei die Methode, mit der die Ärzte die Heilung bewirkten. Er vertrat die Meinung, die Gründe für den Erfolg eines Arztes seien die gleichen wie die eines Zauberers: «Jeder Kranke bringt seinen Arzt in seinem eigenen Innern mit sich. Er fragt den Arzt oder den Zauberer um Rat, weil er diese Wahrheit nicht kennt. Das Beste, was wir tun können, ist, diesem Arzt, der im Innern jedes einzelnen wohnt, eine Gelegenheit zur Wirkung zu geben.»

Die erste Arbeit des Arztes besteht im Erkennen, welcher Patient einen sofortigen technischen Eingriff benötigt und für welchen Kranken man rechtzeitig alle wissenschaftlichen Mittel der modernen Medizin zum Einsatz bringen muß. Hier kommen das technische Wissen, das Urteilsvermögen und die diagnostischen Fähigkeiten des Arztes zum Zuge. Hierin besteht der eigentliche wissenschaftliche Teil der Medizin. Aber diese nachweislich pathologischen Störungen, die eine intensive ärztliche Therapie und oft kostspielige und spezialisierte medizinisch-chirurgische Apparaturen erfordern, repräsentieren nur zehn bis zwanzig Prozent der Patienten, die einen Arzt aufsuchen.

Alle Studien stimmen mit diesen Prozentzahlen überein. Der Arzt muß einerseits ein Wissenschaftler, ein Praktiker, ein Techniker sein, der diese zehn bis zwanzig Prozent von Kranken erkennt. Andererseits muß er aber auch erkennen und entdecken, welches die übrigen achtzig bis neunzig Prozent von Patienten sind, deren Behandlung in erster Linie darin bestehen soll, dem «Arzt in ihnen selbst» zur Wirkung zu verhelfen.

Der Arzt, der in jedem von uns innewohnt, ist das limbische System. Es löst die Krankheit aus und führt die Heilung herbei. Alles, was auf das limbische System einwirkt, ist der Genesung förderlich; dazu gehören der Arzt selbst, die Beziehung «Arzt–Patient», das Medikament, das Placebo, das Lachen ...

Dies sind zwar verschiedene, aber gleichwertige Mittel, um den emotionalen Bereich des Gehirns zu regulieren. Am Arzt liegt es, die für den Patienten wirksamste und nützlichste Technik auszuwählen. Am Patienten wiederum liegt es, die Rezepte oder die Ratschläge des Arztes zu befolgen.

Nach meiner Schätzung weisen achtzig Prozent der Patienten, die einen Arzt konsultieren, Krankheiten auf, die aus einer Gesamtheit von Symptomen bestehen. Die Symptome hängen ihrerseits mit einer umkehrbaren physiologischen Störung des ganzen Organismus oder eines Teils davon ab. Dieses physiologische Ungleichgewicht stimmt mit organischen Mikroläsionen und/oder Stoffwechselstörungen überein. Am Ursprung dieser Störungen steht eine veränderliche Wechselwirkung zwischen den exogenen pathologischen Faktoren und einer individuellen psychologischen oder physiologischen Veranlagung. Die Ausdrucksform der Symptome ist oft typisch für die Persönlichkeit und den Organbereich des betroffenen Menschen. Die zuvor gegebene Definition ist die der Pathologie und der funktionellen Medizin; sie weist auf die große Anzahl von Manifestationen hin, von denen das Herz-Kreislauf-System, der Verdauungsapparat, der Allgemeinzustand und das gesamte seelische Verhalten betroffen sein kann.

Man darf auch nicht vergessen, daß sich in nahezu einem Drittel der Fälle diese umkehrbaren physiologischen Störungen weiterentwickeln, wenn sie vernachlässigt werden, zusammen mit einer anlagemäßigen, sich nun wirklich organisch äußernden Krankheit, die eine intensive Therapie nötig macht und manchmal das Leben des Patienten in Gefahr bringt.

Die ganze Bedeutung des ärztlichen Zugangs bei funktionellen Krankheiten, in quantitativer oder qualitativer Hinsicht, kann aus den folgenden Tatsachen abgeleitet werden:

1. Aus offensichtlichen Gründen, wie der therapeutischen Wirksamkeit und den sozialen Kosten, muß der Arzt auf den ersten Blick unterscheiden können, welcher Patient sich einer Spezialbehandlung unterziehen muß und welchem Patienten am besten durch den in ihm selbst angelegten «Arzt» geholfen werden kann.

2. Der Arzt muß die sogenannten «funktionellen» Krankheiten heilen, um seinem Kranken die Beschwerden zu nehmen und gleichzeitig die Umwandlung in eine eigentliche organische Krankheit zu vermeiden.

3. Selbst in Fällen von anlagebedingten organischen Krankheiten darf bei der Behandlung der wichtige und manchmal unerläßliche Beitrag, den der «Arzt in uns» zur Heilung beisteuern kann, nicht vergessen werden.

Im folgenden werde ich im Detail über diesen «Arzt in uns» sprechen, die verschiedenen Namen aufführen, die man ihm gibt, die unterschiedlichen Masken, die er aufsetzt, die verschiedenen Persönlichkeiten, mit denen er sich umgibt, und vor allem die verschiedenen Arten, wie man ihn zum Einsatz bringen kann.

Die Herstellungsmechanismen der pathologischen Symptome setzen sich auf der Ebene der Emotionen, der Neurobiochemie des limbischen Systems, in Bewegung. Genauer gesagt: Es gibt für jeden krankheitsauslösenden Mechanismus ein limbisches Relais, einen obligatorischen Durchgang durch die Zentren der Emotion und der neurovegetativen Kontrolle, was immer auch seine systematische Ausdrucksweise und die Natur seines Ursprungs ist. Das limbische System, die Neurotransmitter und die Neuromodulatoren regeln die normale Körperaktivität. Ihre Beschwerden begleiten alle krankhaften Erscheinungszeichen. Der «Arzt in uns» wirkt dadurch, daß er dieses Gesamtsystem wieder ins Gleichgewicht bringt. Die «echten», vom Arzt verschriebenen Medikamente, die «falschen» Medikamente (lat. *placebo,* ich werde gefallen), der Arzt selbst durch seine Beziehung zum Kranken, der Optimismus und das Lachen: alle diese Heilungsfaktoren wirken in gleicher Weise, indem sie die Produktion von Gehirnendorphinen erhöhen und das limbische System wieder ins Gleichgewicht bringen. Die unterschiedlichen Heilungsfaktoren laufen alle auf denselben Zweck hinaus: den «Arzt in uns» wirken zu lassen. Mit dieser ganzheitlichen Sicht der Gesundheit und der Heilung ist es möglich, viele medizinische Geheimnisse aufzudecken und die positiven Eigenschaften des Lachens für die Gesundheit zu verstehen. Bei der Darlegung des «Placeboeffektes» wird die Verbindung zwischen diesen dem Anschein nach unvereinbaren Tatsachen noch genauer ersichtlich.

Das Konzept des Placebos ist in der Medizin von alters her bekannt. Beim Placebo handelt es sich um ein Scheinmedikament, das als Medikament völlig unwirksam, dessen Impuls der Krankheit gegenüber jedoch wirksam ist. In der Medizin stand das Placebo lange Zeit in Verruf, denn es weckte die Vorstellung von Falschheit, den Gedanken an ein dem Kranken aus Gefälligkeit verschriebenes Heilmittel, an ein ärztliches Taschenspielerstück.

Dieser Ruf ist nicht gerechtfertigt, denn das Placebo löst ursprüngliche Reaktionen aus und läßt dadurch faszinierende Fragen erstehen; im übrigen ist die ganze Geschichte der Medizin mit dem Placeboeffekt untrennbar verbunden.

Es gilt, das Placebo als falsches Medikament von dessen Effekt zu unterscheiden, denn dieser hat in den meisten Fällen tatsächlich eine günstige Wirkung auf die Gesundheit und ist völlig echt. (Die Wirkung kann auch ungünstig sein, was wir noch sehen werden; man spricht dann von «Noceboeffekt».) Offensichtlich hat das einfache Vertrauen in die Wirksamkeit eines

Eingriffes oder eines Heilmittels die Macht, den Schmerz zu besänftigen und die Genesung zu fördern. Es gibt aber auch rationale Erklärungen für die Wirksamkeit des Placeboeffektes. Zudem hat man die Grundmechanismen des Placeboeffektes, die die Produktion von Gehirnendorphinen aktivieren, begriffen. Dank eines berühmten Experimentes ist es gelungen, diesen Mechanismus nachzuweisen. Einer Gruppe von Freiwilligen sollten die Weisheitszähne gezogen werden; die Patienten waren deshalb darauf gefaßt, äußerst starke Schmerzen zu erleiden. Die Teilnehmer des Experimentes wurden darüber informiert, daß man ihnen ein wirksames schmerzstillendes Mittel einspritzen werde. Tatsächlich wurde der einen Hälfte der Patienten Morphium injiziert, während der anderen Hälfte eine physiologische Kochsalzlösung (eine unwirksame Substanz) verabreicht wurde, ohne daß sie darüber Bescheid wußten.

In beiden Fällen glaubten die Patienten im gleichen Ausmaß (ungefähr zu einem Drittel), daß der Schmerz rasch abnehmen werde. Als man dann Naxolon einspritzte, ein Produkt, das die Morphiumrezeptoren des Körpers blockiert, wurde bei den Versuchspersonen, die physiologische Kochsalzlösung erhalten hatten, die beruhigende Wirkung unterbrochen. Dieses Experiment beweist, daß der Placeboeffekt von der Biochemie des Gehirns abhängig ist, daß das Innehalten des Schmerzes nach der Injektion einer physiologischen Kochsalzlösung von der gesteigerten Aktivität der Neuromodulatoren abhängt.

Diese aufsehenerregende Entdeckung und andere, nachfolgende Versuche lieferten eine Erklärung dafür, wie das Placebo die Spannung verändert, den Herz- und Atemrhythmus sowie die Körpertemperatur beeinflußt, auf die Verdauung einwirkt, indirekt den Blutzucker- und den Blutfettgehalt und die Zahl gewisser Arten von weißen Blutkörperchen beeinflussen kann. Alle Symptome der sogenannten «funktionellen» Leiden, die manchmal harmlos, oft aber lästig sind, können durch Placebo gemildert oder geheilt werden. Der Placeboeffekt erklärt auch, daß Behandlungen, die zum großen Teil ohne Operationen durchgeführt werden, den Gesundheitszustand verbessern. Bis zum Ende des 19. Jahrhunderts verfügte die Medizin tatsächlich nur über operationsfreie Therapien.

1955 begann man damit, neue Heilmittel wissenschaftlich auf ihre Wirksamkeit hin zu überprüfen, und verglich sie mit der sogenannten «Methode des doppelten Blinden» mit den Placebomitteln. Der Arzt wußte nicht, daß er ein Placebo verschrieb, während der Patient nicht wußte, daß er ein solches erhielt! Zahlreiche Medikamente (mehr als sechshundert) wurden damals aus dem Handel zurückgezogen, da sie nicht wirksamer als die Placebos waren! Diese Medikamente waren über Jahre hinweg von den Ärzten erfolgreich verschrieben worden. Der Enthusiasmus des verschreibenden Arztes, seine medizinische Wissenschaft und die Qualität seiner Diagnose erklären die erstaunlichen Resultate. Der experimentelle Erfolg der Placebos betrifft normalerweise etwa ein Drittel der Fälle, unabhängig vom Arzt, der sie verschreibt. Dieser Prozentsatz steigt stark an, wenn der Arzt von der Wirksamkeit der Behandlung überzeugt ist.

Der Versuch, den Mechanismus des Placeboeffektes zu verstehen, wirft jedoch viele Fragen auf. So kann man beispielsweise den Placeboeffekt nicht voraussagen. Man kann nicht wissen, welcher Persönlichkeitstyp darauf anspricht. Es gibt kein spezifisch psychologisches Profil des Patienten, der auf ein Placebo reagiert.

Entgegen der Erwartung sind insbesondere die hysterischen, beeinflußbaren Personen für das Placebo *nicht* besonders empfänglich. Diese Tatsache ist sehr wichtig, denn sie beweist, daß es sich bei diesem Phänomen sehr wohl um einen biologischen Mechanismus handelt und nicht um eine vage Form von Psychotherapie. Ich werde später nochmals auf diesen Sachverhalt zu sprechen kommen.

Mit dem Placebo ist auch ein moralisches Problem verbunden: Ist seine Verschreibung eine Manipulation oder eine Täuschung? Tatsächlich geht es nicht darum, den Patienten zu täuschen, nicht einmal zu seinem Wohl. Denn es steckt immer die Absicht des Arztes dahinter, seinem Patienten zu helfen. Ich erinnere in diesem Zusammenhang daran, daß es in der französischen Arztpraxis üblich ist, einem Patienten die Existenz einer möglicherweise sehr schweren Krankheit, wie etwa Krebs, zu verbergen. Es herrscht die Meinung vor, diese Unkenntnis sei der Heilung förderlich und halte die Hoffnung aufrecht. Die amerikanische Einstellung hingegen ist völlig anders; man sagt dem Kranken alles und löst dadurch manchmal eine tiefe Niedergeschlagenheit aus, die den Tod noch beschleunigt. Bei anderen Patienten kann eine solche Enthüllung wiederum den leidenschaftlichen Willen wecken, die Krankheit zu überstehen – ein eigentlicher positiver Schock des Organismus, der zu anscheinend wundertätigen Heilungen führt, dank der vom Gehirn angeregten Abwehrkraft.

Meiner Meinung nach liegt es am Arzt – und an ihm allein –, in jedem einzelnen Fall zu entscheiden, was er dem Patienten mitteilen oder verschweigen will. Eine amerikanische Untersuchung, die bei ängstlichen Patienten durchgeführt wurde, hat sogar gezeigt, daß Besserungen im Gesundheitszustand selbst dann auftreten, wenn die Kranken wissen, daß man ihnen Placebos verabreicht, die aus pharmakologischer Sicht unwirksam sind.

Die modernen Medikamente sind in allen Krankheitsbereichen aktiv; der Anteil ihres eventuellen Placeboeffektes wird mit wissenschaftlichen Methoden festgestellt und geprüft. Verstandesmäßig und in bezug auf die therapeutischen Resultate ist es natürlich befriedigender, diese «richtigen» Medikamente zu gebrauchen. Man darf aber nicht vergessen, daß keine wirklich aktive Behandlungsmethode existiert, die nicht mit unerwünschten Nebenwirkungen einherginge. Diese sekundären Effekte können manchmal schwerwiegend sein und eine autonome, sogenannte «iatrogene» Pathologie mit sich bringen, das heißt Krankheiten, die durch das Medikament und den Arzt selbst geschaffen werden. Nach verläßlichen Statistiken machen die iatrogenen Krankheiten im Spitalbereich fünfzehn bis zwanzig Prozent der Fälle aus. Diese Tatsache läßt es wünschenswert erscheinen, die starken Medikamente nur in dringend nötigen Fällen zur Anwendung zu bringen. Man erschlägt ja eine Mücke auch nicht mit dem Vorschlaghammer!

Auf jeden Fall ist eine Medikamentenverschreibung immer ein Teil der Beziehung zwischen dem Arzt und dem Patienten. Durch dieses Verhältnis entgeht kein Medikament dem Placeboeffekt. Die Beziehung «Arzt–Patient» beweist, daß das

Medikament – welches auch immer verschrieben wird – der Arzt *ist*. Das Ritual der ärztlichen Verordnung gehört zwar zur medizinischen Handhabung, aber es ist allein der Schluß daraus, die Verlängerung, die Möglichkeit für den Kranken, ein wenig von dem «Arzt in ihm selbst» mit sich zu nehmen.

Das Rezept und die Behandlung werden nur unter drei Bedingungen wirksam. Die erste und zweifellos wichtigste ist, daß eine starke Beziehung zwischen dem Arzt und dem Patienten hergestellt werden muß. Die zweite, ebenfalls sehr wichtige Bedingung ist, daß die Diagnose des Arztes zutrifft, daß er den Gesundheitszustand seines Patienten richtig eingeschätzt hat, daß er die körperlichen und seelischen Bereiche, die von einer Störung betroffen sind, erfaßt und keine schwerwiegende organische Schädigung verkannt hat, die eine besondere Therapie erforderlich machen würde. Die dritte Bedingung besteht darin, daß die vorgeschlagene Behandlung aktiv und angemessen ist; aktiv bedeutet, auf schnellstem Weg auf störende Symptome einzuwirken und ein gestörtes oder bedrohtes Gleichgewicht wiederherzustellen; angemessen heißt, mehr Vorteile als Unannehmlichkeiten zu bewirken und dem «Arzt im Patienten selbst» zu ermöglichen, sich zu entfalten.

Die Beziehung zwischen dem Arzt und dem Patienten ist sehr speziell. Sie hat mit Freundschaft, Liebe, Zuneigung, Intelligenz, Bewunderung und selbst mit Vernunft wenig zu tun. Die therapeutische Beziehung ist, nach Michael Balint, eine empathische Beziehung, das heißt eine Form des gegenseitigen Kennenlernens. Der Patient redet mit dem Arzt, wobei er ihn auch kennenlernt; der Arzt unterhält sich mit seinem Patienten und lernt ihn dabei ebenfalls kennen. Der Kranke bringt in diese Beziehung seine Symptome, seine Angst, seine Persönlichkeit und sein Vertrauen ein. Der Arzt muß Kompetenz, Bereitschaft und ein offenes, von moralischen Vorurteilen freies Gehör mitbringen, und er muß seinem Patienten vertrauen. Das bedeutet, daß es sich um eine vielschichtige, schwer aufzubauende Beziehung handelt, um so mehr, als der Arzt oft unter Zeitdruck steht; sie ist auch schwer beizubehalten, denn der Kranke will rasche Resultate erleben, die ihm der Arzt nicht immer gewährleisten kann.

Die Beziehung «Arzt–Patient» entsteht über das Symptom, das heißt über den Körper. Es handelt sich weder um ein intellektuelles Gespräch noch um eine Psychotherapie. Denn die Verbalisierung der Symptome hat noch nie ausgereicht, um sie zum Verschwinden zu bringen. Die Beziehung zwischen dem Arzt und dem Patienten entspricht der Forderung, dem Verlangen des Kranken nach größerem Wohlbefinden, nach Heilung und Gesundheit.

Der Patient verlangt vom Arzt, von etwas Störendem befreit zu werden. Der Arzt darf diesen Wunsch nicht vergessen. Deshalb sind die psychoanalytischen Techniken, die auf der ständigen Frustration des Patienten beruhen, sehr unterschiedlich von der therapeutischen Beziehung. Es besteht kein Zweifel darüber, daß der Patient seinen Arzt mit der Kraft ausstattet, ihn zu heilen. Der Arzt muß sich dieser Macht ohne falsche Scham oder schlechtes Gewissen bewußt sein, er muß sie annehmen und zu gebrauchen wissen, ohne Laxheit oder Verachtung gegenüber dem Kranken. Das ist eine recht delikate Aufgabe, bei deren Erfüllung der Arzt seine Autorität einsetzen muß, ohne das Vertrauen des Patienten zu verraten. Diese Position kann für den Arzt schwer zu akzeptieren sein, um so mehr, als sie Abhängigkeiten mit sich bringt. Denn der Arzt ist auch der Sündenbock, über den der Patient seine Symptome ausschüttet und ihn beauftragt, sie zum Verschwinden zu bringen – wie das geschieht, ist dem Patienten meist gleichgültig.

Das limbische System steht im Zentrum der Beziehung «Arzt–Patient». Ich habe in diesem Zusammenhang von «Liebe auf den ersten Blick» gesprochen, um die Schnelligkeit zu charakterisieren, mit der die Beziehung entstehen muß. Die Reaktion der Empathie setzt im Bereich der emotionalen Zentren die Umkehr der Produktionsmechanismen der krankhaften Symptome in Gang. Die Aussage, das Medikament *sei* der Arzt, drückt aus, daß der «Arzt in uns» während der therapeutischen Behandlung erwacht.

Die Biologie der Gefühle ermöglicht es, die Zweiheit von Körper und Geist und sogar das traditionelle Konzept der Psychosomatik zu überwinden: alles ist biologisch, alles ist somatisch. Der geheimnisvolle Satz aus dem Talmud – «Der beste aller Ärzte ist der Hölle geweiht» – findet hier seinen Sinn. Man hat sich lange gefragt, warum der Arzt, der als Vorkämpfer gegen die Krankheit antritt, mit der Hölle und dem Tod in Verbindung gebracht wird. Die Talmudgelehrten deuten die Hölle als die materielle Seite des Menschen, als seinen körperlichen und demnach sterblichen Aspekt. Der Arzt ist in dieser Sichtweise wohl der Techniker des Körpers. Die Biologie gestattet es uns, diesen offensichtlichen Widerspruch zu überschreiten, denn wir finden den Zugang zum Geist über den Körper. Die Beziehung «Arzt–Patient» wirkt in subtiler Weise auf die Gehirnchemie ein und setzt die Heilungsprozesse in Bewegung.

Das Lachen erscheint uns als eine Möglichkeit, diesen seelischen Auslöser zu vermitteln, unseren inneren Arzt aufzuwekken. Gewiß geht es nicht darum, das ärztliche Sprechzimmer in eine Zirkusarena oder in ein Varietétheater zu verwandeln, aber man kann trotzdem erkennen, daß eine optimistische Einstellung und die Fähigkeit, die Lebensfreude wiederherzustellen, beim Kranken zur Heilung beiträgt.

Der Lebens- und Genesungswille ist in jedem von uns in Form von neurobiochemischen Mechanismen vorhanden. Gewissen Personen – zu denen auch Norman Cousins gehört (siehe Literaturverzeichnis S. 178) – ist es gelungen, die Heilungsmechanismen selbst in Gang zu setzen.

Das Lachen ist aus diesem Grund ein wertvoller Verbündeter. Sehr oft bleibt das Eingreifen des Arztes jedoch unerläßlich. Es ist nicht meine Absicht, hier über die Komplexität und Subtilität der ärztlichen Diagnose zu sprechen. Eine genaue Diagnose ist aber unbedingt notwendig, und sei es auch nur, weil jede Therapie – aktiv oder in Form von Placebo – leicht dazu führt, eine aufsehenerregende symptomatische Verbesserung herbeizuführen, und dadurch die Gefahr mit sich bringt, die Diagnose einer organischen Krankheit mit einem präzisen und wirklichen Ursprung falsch einzuschätzen.

Der Behandlungserfolg kann, wie viele andere Dinge, nur über längere Zeiträume gültig beurteilt werden, und deshalb muß der Arzt vom Tatbestand, von der Diagnose, überzeugt sein. Jeder praktische Arzt kann durch die Wechselwirkung Arzt–Patient und durch eine angemessene Therapie eine Besserung im Verlaufe von zwei Wochen bis zu einem Monat erzielen. Erst nach dieser Zeit werden die Dinge komplizierter, dann nämlich, wenn der Patient nicht wirklich geheilt ist. Zu Recht muß man vom Arzt verlangen, daß er von Prahlerei und falscher Wissenschaftlichkeit frei, genügend selbstsicher und urteilsfähig ist, daß er seinen Patienten einer Behandlung unterziehen kann, die langwierig, mühsam und manchmal entmutigend sein kann. Da manchmal ein Funke genügt, um den Heilungswillen zum Verlöschen zu bringen, muß man dieses Feuer Tag für Tag neu entfachen, es zum Auflodern bringen und am Leben erhalten. Georg Groddeck, der Vater der psychosomatischen Medizin, hatte die Medizin beim Leibarzt von Bismarck kennengelernt – ein gutes Beispiel, um den Wert der absoluten Autorität des Arztes, die für die Behandlung von Krankheiten nötig ist, zu erkennen. Eine feste ärztliche Haltung, hinter der eine ruhige Sicherheit steht, ist erforderlich, um das Vertrauen der Patienten nicht zu verlieren. Der Arzt nimmt seinen Patienten bei der Hand und läßt ihn nicht mehr los, bis er am Ende des Heilungsweges angelangt ist. Eine solche Haltung verlangt vom Arzt, wenn er sich nicht selbst zu ernst nehmen will, eine gute Portion Humor, denn er läuft Gefahr, die empathische Beziehung in eine emphatische (belehrende) zu verwandeln. Wir alle kennen diese autoritären, pompösen und hochtrabenden Ärzte, die trotz ihres fundierten Wissens völlig unfähig sind, sich eines Kranken anzunehmen. Ernst zu sein und seine Arbeit ernst zu nehmen, ohne sich selbst zu überschätzen, macht die wahre Haltung des Arztes aus, der in sich Verständnis, Wissen und Humor vereinigen muß.

Der Humor und das Lachen stehen mit einer erweiterten Sicht der Medizin im Zusammenhang. Der Arzt braucht den Humor, um die Zwänge seiner täglichen Berufsausübung verkraften zu können. Das Lachen weckt die Mechanismen der Heilung und hält sie in Gang; außerdem sind der Humor und das Lachen auch notwendig für den therapeutischen Zugang, indem sie den Patienten in eine warmherzige und verständnisvolle Beziehung einbetten. Wenn das Lachen *über* jemanden einen grausamen Akt des Ausschlusses bedeuten kann, so bedeutet *mit* jemandem lachen, ihm Solidarität entgegenzubringen.

WIE SOLL MAN LACHEN?
Therapeutische Techniken

1980 lachten die Franzosen noch durchschnittlich sechs Minuten am Tag. Am Vorabend des Zweiten Weltkrieges, 1939, waren es jedoch noch 19 Minuten gewesen. Ob die tägliche Durchschnittszeit des Lachens seither noch stärker zurückgegangen ist, entzieht sich meiner Kenntnis. Diese Abnahme ist aber bezeichnend für die ernste Grundhaltung und die Mißgestimmtheit, die uns zu überfluten drohen. Die «Depression» ist die Seuche unseres Jahrhunderts, und ganze Industrien haben sich auf dem Markt der täglichen Niedergeschlagenheit breitgemacht. Gewisse «Zugpferde», wie die Herstellung und der Verbrauch von angsthemmenden Medikamenten, Antidepressiva und Schlafmitteln, kennen eine galoppierende Inflation. Die sozioökonomischen Kosten für medikamentöse Verschreibungen und verlorene Arbeitstage wegen Arbeitsunfähigkeit sind für die Sozialversicherungen beträchtliche Belastungen und weisen eine steigende Tendenz auf.

Diese Feststellungen machen den Aufbau therapeutischer Maßnahmen mit Hilfe des Lachens noch nötiger. Solche Maßnahmen wären wirksam und kostenlos, und sie würden dazu beitragen, die Bewegung umzukehren, die uns zu Suchtanfälligen für «Glückspillen» macht.

Der Aufbau einer Gelotherapie (Behandlung durch das Lachen) ist ein neuer wissenschaftlicher Weg, für den die nötigen

Meßinstrumente noch fehlen. Das Gelometer (der «Lachzähler») ist noch nicht erfunden, und niemand hat bisher ein Patent für ein Geloskop (Beobachtungsgerät für das Lachen) erworben.

Die gelogenen (das Lachen auslösenden) Reize wurden noch nicht quantifiziert; die Psychologen haben die Züge und Kennzeichen der gelophilen (der gerne lachenden) Persönlichkeit noch nicht definiert. Das einzige positive Faktum: Für das Lachen gibt es bereits einen Nationalfeiertag; seit langem ist der 1. April der Tag der Witzbolde und der Lacher. Die Franzosen widmen diesen Tag dem «Aprilfisch» *(poisson d'avril)*, obwohl sie nicht besonders große Fischliebhaber sind; in den deutschsprachigen Ländern werden an diesem Tag Leute «in den April geschickt».

Ein einziger Tag des Lachens im Jahr – das ist wenig, um so weniger, als gewisse 1.-April-Traditionen zu verblassen beginnen. Bereits sucht man vergebens in den Artikeln der Zeitungen, die mit dem 1. April datiert sind, die unwahrscheinlichen Meldungen der Presseagenturen, die uns vor einer Reihe von Jahren noch so köstlich unterhalten haben.

Die Lachtherapie beginnt mit dem Einsatz von körperlichen Methoden. Das Lachen ist ein Reflex, und in der Medizin weiß man bestimmte Reflextechniken anzuwenden: Die Nasenschleimhäute zum Beispiel weisen eine reiche sympathische Nervenverteilung auf und beherrschen ganz eindeutig den parasympathischen Regulator. Das Kitzeln des Naseninnern (etwa mit einer Feder) löst das Lachen aus und wirkt auf den nasalen Parasympathikus, der einen Blutandrang im Becken und in den Geschlechtsorganen hervorruft. Das Nasenkitzeln bringt zum Lachen und ruft eine Erektion und eine genitale Erregung hervor. Auch hat das Kitzeln des Naseninnern einen beruhigenden Effekt, dämpft die Angst und bekämpft die Schlafstörungen. Durch die Verminderung des Krampfes in den Gehirnarterien wirkt das Kitzeln der Nase auf die Kopfschmerzen und die Migränen ein und bringt sie oft schon bei ihrem Auftauchen zum Verschwinden.

Das Kinn ist eine weitere gelogene Zone. Und weil es zu zweit oder in der Gruppe lustiger ist zu lachen – warum nicht den Tag mit dem Spiel «Ich halte dich, du hältst mich am Kinn-bärtchen» beginnen, am Morgen im Familienkreis, beim Früh-stück? Die Wirkung ist unwiderstehlich, und das Spiel vertreibt den während der Nacht aufgestauten Groll. Es ist unmöglich, das Lachen dabei zu unterdrücken, und je mehr man sich zu-rückhält, desto mehr lacht man. Es ist dies ein befreiendes Er-lebnis in der Morgenstunde; eine Methode, den Tag gut zu be-ginnen und gleichzeitig die für eine gute Verfassung günstige Energie und Entspannung zu finden. Es ist auch ein bequemes Mittel, die Familienbande zu stärken, die Kommunikation zu fördern, die ja in den meisten Fällen ungenügend ist – mit ei-nem Wort, sich wiederzufinden und näherzukommen.

Während das Kitzeln des Naseninnern von einer Einzelper-son praktiziert werden kann (obschon es oft auch von einem Therapeuten angewendet wird), ist für das Zustandekommen aller anderen Arten von Reflexlachen durch Kitzeln die Beteili-gung eines Dritten oder mehrerer Personen nötig. Wir haben ge-sehen, wie einfach es möglich ist, den Tag gut anzufangen, aber man kann wohl schwerlich einen Arbeitskollegen darum bitten, einem die Fußsohlen zu kitzeln! Deshalb ist es wichtig, das La-chen durch Methoden der Entspannung und der Entkonditionie-rung auszulösen, von denen an späterer Stelle die Rede sein wird.

Das körperliche Kitzeln der gelophilen Zonen (Achseln, Sei-ten, Fußsohlen usw.) kann in intimen Momenten durch einen Partner ausgeübt werden. Das entspannt die Atmosphäre, schafft eine gute Laune und löst das Lachen aus. Die Vorausset-zung dafür ist jedoch, daß die gekitzelte Person dafür empfäng-lich ist, damit diese Vertraulichkeit nicht als Bedrängnis oder Aggression empfunden wird. Sind die Umstände dafür günstig, soll man nicht zögern, jemanden zum Lachen zu bringen. Allzu-oft ist auch der Liebesakt von zu großem Ernst, von Mühselig-keit und genau festgelegten Verhaltensweisen bestimmt. Einige Lachausbrüche sind dabei um so willkommener, als das Lachen die Erektion beim Mann und die sexuelle Empfänglichkeit bei der Frau begünstigt. Alle Mittel für das Lachen im Bett sind gut: Scherze, Späße, Kitzeln, lustige Filme usw. Sie sind eine Frage des persönlichen Geschmacks, der Stimmung und der Gelegenheit.

Das Kitzeln erfordert nur eine reduzierte Beteiligung des Patienten, denn das Lachen wird durch Reflexmechanismen ausgelöst; seine Mitwirkung beschränkt sich auf seine Zustimmung in Form der Spiellaune. Wenn der Patient damit einverstanden ist, wird es ihm Spaß machen, durch Kitzeln zum Lachen gebracht zu werden; diese Technik wird in gewissen ärztlichen Zentren bereits angewandt.

Das Kitzeln und folglich auch das Lachen müssen wohlverstanden auf das begrenzt werden, was eine Person ohne Unannehmlichkeiten ertragen kann. Es kann keine Rede davon sein, durch eine Tortur das Lachen zu erzwingen. Eine einzige Lachminute hat jedoch eine völlige Körperentspannung von bis zu 45 Minuten zur Folge, verbunden mit allen wohltuenden Wirkungen, die es mit sich bringt. Einige auf den ganzen Tagesablauf verteilte Minuten sind mit mindestens einer Stunde Gymnastik gleichwertig.

Allerdings bleibt das körperliche Kitzeln eine relativ grobe, ja barbarische Methode, um Reflexlachen hervorzurufen. Auch Atemtechniken sind nützlich, um Lachen zu erzeugen. Aufgrund einer Atemschulung und -gymnastik kann man tatsächlich den gewohnten Lachrhythmus wiederfinden und durch Übung die für das Lachen nötigen seelischen Vorbedingungen wiederherstellen. Zu dieser Übung gehört ein kurzes Einatmen über zwei oder drei Sekunden. Ein solches mehrmals wiederholtes Training löst unweigerlich das Lachen aus und ist zudem einfach zu praktizieren, allein und unter beliebigen Umständen. Wir werden von dieser Entspannungsübung noch sprechen.

Das Lachgas oder Distickstoffmonoxid ist ein weiteres Mittel, um Lachen auszulösen. Im 19. Jahrhundert gab es Vorführräume, in denen die Besucher gegen ein geringes Entgelt einen Mund voll Lachgas einatmen konnten. Diese Säle waren erfüllt von Lachen und Freude, und es fand dort eine intensive zwischenmenschliche Begegnung statt: Man tanzte, redete, schwatzte, wobei man genügend Haltung bewahrte, um sich nicht bedauerlichen Handlungen hinzugeben.

Die sich sofort einstellende Fröhlichkeit durch das Einatmen schwacher Dosen von Distickstoffmonoxid wird in gewissen medizinischen Zentren der Vereinigten Staaten dazu verwendet, Patienten während der Behandlung zum Lachen zu bringen – eine leicht anwendbare und harmlose Technik. Das gewonnene Lachen ist offen und stark, die hemmenden Barrieren werden aufgehoben. All dies sind Voraussetzungen, die für die Techniken der Gruppenkommunikation günstig sind.

Es gibt gegenwärtig keine gängige Handelsform von Distickstoffmonoxid. Man kann sich nicht einfach ein Säckchen oder ein Paket Lachgas am Kiosk erstehen. Das ist bedauernswert, wäre es doch viel lustiger und weniger gesundheitsgefährdend als die verbreiteten Zigaretten! Die Vorstellung, daß man zu einer individuellen Verwendung dieses Gases zurückkehren könnte, ist nicht so abwegig. Die Apotheken könnten es beispielsweise in ihr Sortiment aufnehmen. Beim Lachgas handelt es sich ja um keine Droge, es ist nicht giftig und bringt weder eine Gewöhnung noch eine Gefährdung der Gesundheit mit sich. Ganz im Gegenteil, seine positiven Effekte wären im täglichen Leben außerordentlich nützlich.

In einer Zeit, da in gewissen Ländern der Besitz oder der Konsum von Marihuana gesetzlich zugelassen wird, kann man sich zu Recht fragen: warum nicht das Distickstoffmonoxid? Anzumerken ist hier auch, daß das Marihuana den verdienten Ruf hat, Lachen auszulösen; Bemerkungen und Ereignisse, die den Marihuanakonsumenten im Normalzustand kalt lassen, wirken unter dem Einfluß dieser Droge äußerst komisch. Bei dieser Erfahrung entsteht eine Verzerrung in der Wirklichkeitswahrnehmung, während sich beim Distickstoffmonoxid, das keine Droge ist, eine direkte Wirkung auf die Zentren des Lachens und der Stimmung einstellt, wahrscheinlich durch eine Verminderung ihres Spannungsniveaus.

Das Lachen ist ein Element der Gesundheit und der Widerstandskraft in einem feindlichen Umfeld. In dieser Hinsicht wäre es nicht unnütz, die Überlebenspackungen, mit denen Soldaten und Forschungsreisende ausgerüstet sind, zu vervollständigen. Warum nicht den Nährstofftabletten, den Antibiotika und dem Verbandstoff eine Auswahl lustiger Geschichten, eine Patrone mit Distickstoffmonoxid und eine Vogelfeder beifügen! Wenn auch die körperlichen Mittel, Lachen zu erzeugen, relativ begrenzt sind, so existiert andererseits eine unbegrenzte

Vielfalt von seelischen Kitzeln, die für die Lachtherapie nutzbar gemacht werden könnte.

Lachen bedeutet grundsätzlich, in Spiellaune zu sein. Es fällt uns leicht, laut zu lachen, uns im Theater oder im Kino zu amüsieren, wenn wir uns in Spiellaune fühlen.

Das erste Ziel der Lachtherapie wird es demnach sein, diese Spiellaune wiederherzustellen, diese natürliche Anlage, die Dinge von ihrer guten Seite zu sehen und eine optimistische Einstellung der Welt gegenüber zu entwickeln – eine notwendige Voraussetzung dafür, einen Scherz genießen zu können. Die Spiellaune entspricht der Grundstimmung des Kindes. Es gilt, dieses lachende Kind, das in uns allen steckt, neu zu entdecken. In einer seiner Erzählungen läßt der amerikanische Schriftsteller Joseph Heller eine seiner Romangestalten, die vierzig Jahre alt ist, sagen: «Ich habe endlich herausgefunden, was ich machen werde, wenn ich einmal groß bin: Ich will ein kleiner Junge sein.» Eine tiefe Wahrheit, die besagt, daß man für sich selbst leben, sich selbst sein, sich in seiner eigenen Haut wohl fühlen muß und nicht das Leben der anderen führen und für die anderen leben soll. Man hat aus dem Egoismus einen Mangel, eine Sünde machen wollen. Der Egoismus ist eine Qualität, die die Kindheit kennzeichnet, die die Lust und Lebensfreude des Kindes erklärt. Wie Freud richtig erkannt hat, weist das Lachen eine egoistische Komponente auf: Es ist das Ich, das sich weigert, sich durch die äußere Wirklichkeit Leid auferlegen zu lassen, und das selbst die traumatischen Ereignisse in der Welt zum Anlaß nimmt, Lust zu empfinden. Dieser bewundernswerte Lebenswille ist ein positiver Wert, den man wiederentdecken und entwickeln muß. Er manifestiert sich im Lachen, und umgekehrt ist er ein erneuter Beweis für die wechselseitige Abhängigkeit der Körperfunktionen.

Die Spiellaune wiederfinden und bewahren heißt auch, die Grundlagen des positiven Denkens zu erwerben. Das positive Denken besteht – um ein wohlbekanntes Bild wiederaufzunehmen – darin, den konstruktiven Aspekt der Dinge festzuhalten: Eine halbleere Flasche ist eine halbvolle Flasche. Bestimmte praktische Lebenseinstellungen tragen dazu bei, die täglichen Spannungen abzubauen: sich nicht als Zwang empfundene oder mißliebige soziale, familiäre oder berufliche Verpflichtungen aufdrängen zu lassen; sich auf unvermeidliche Veränderungen vorzubereiten, um sich besser anpassen zu können; sich entspannende Situationen des Ausgleichs zu bewahren; zu lernen, sich selbst Freude zu bereiten.

Es gehört ein ganzer Lebensstil dazu, die Spiellaune wiederzufinden. Unser Leben wäre voll Düsternis, wenn uns nichts berühren könnte. Jede Emotion ist notwendig, aber jede Emotion ist auch ein Streßfaktor. Der Streß gehört zu unserem Leben. Keinem Streß ausgesetzt zu sein heißt tot sein; aber ebenso ist ein Übermaß an Streß lebensgefährdend. Wir müssen lernen, ihn unter Kontrolle zu bringen. Hans Selye macht die wichtige Unterscheidung zwischen dem schlechten Streß (Distreß) und dem guten Streß (Eustreß); letzterer schenkt Energie und ist die Würze des Lebens.

Für uns alle ist das Leben voller Ungewißheiten; aber bevor man sich zu viele Sorgen macht, muß man sich die einfachen Fragen stellen: Wird es mir besser gehen, wenn ich mich sorge? Werde ich mehr Geld haben oder weniger einen Unfall riskieren, wenn ich mir Sorgen mache? Mit aller Wahrscheinlichkeit erhöht die ständige Besorgtheit die Risiken in allen Lebensbereichen. Die Verminderung der täglichen Spannungen als erster Schritt zur Wiederherstellung der Spiellaune verläuft folglich über den Weg einer Lebenshygiene, einer Veränderung in den schädlichen oder unangepaßten Verhaltensweisen und Gewohnheiten.

Die wenigen Vorschläge, die ich nachstehend anführen möchte, sollen dazu beitragen, die Streßfaktoren zu meistern:

1. Eine Gesundheitslehre befolgen, die die Widerstandskraft des Organismus durch die Zufuhr von Vitaminen und Mineralsalzen stärkt; Vollkornbrot und -reis bevorzugen; den Fettkonsum verringern; Fisch essen; fette Milchspeisen durch entrahmte ersetzen; den Salz-, Kaffee-, Alkohol- und Tabakkonsum einschränken; Mineralwasser und Kräutertee trinken.

2. Eine Bestandesaufnahme der mit Gewohnheiten verbundenen Streßfaktoren machen und versuchen, die wichtigsten auszuschalten.

3. Versuchen, sich der gewohnten Umgebung zu entziehen und sich um Entspannungsperioden zu bemühen; sich angesichts von Hindernissen nicht versteifen, sondern andere Pläne entwerfen.

4. Nicht versuchen, jedermann gefallen zu wollen.

5. Kritik annehmen, aber auch freimütig seine eigenen Ansichten äußern.

6. Das lieben, was man tut, aber nicht seine Zeit und Energie verschwenden.

7. Lernen, regelmäßig, aber ohne sich übermäßig anzustrengen, zu laufen und Sport zu treiben.

Ein weniger dem Streß ausgesetzter Organismus ist entspannter, steht der Spiellaune näher und ist eher in der Lage, das in ihm versteckte Lachen wiederzufinden. Humor zu haben heißt aber nicht, über alles und bei jeder Gelegenheit zu lachen. Es bedeutet – um den Gedanken von Georg Groddeck wiederaufzunehmen –, fähig zu sein, die komische Seite der Dinge ebenso wie ihre ernste Seite zu sehen. Der Humor erfüllt die Funktion, feindliche Impulse und eine Anhäufung von täglichen kleinen Streßmomenten auf eine gesellschaftlich akzeptable Art abzuwehren. Das ist eine immer wiederkehrende Befreiung von der gestrengen Logik, dem tiefen Lebensernst und dem Druck der Verantwortlichkeiten im Leben.

Es ist nicht schwierig, im Alltag Anlässe für das Lachen und die Komik zu finden, vor allem, wenn man in der Stimmung ist, diese wahrzunehmen. Ich will hier nicht die Tausenden von komischen Situationen beschreiben, denen jeder begegnen kann. Das ist eine Frage der persönlichen Bewertung und vor allem des seelischen Zustandes. Wer das Auge dafür hat, wird überall Komisches und Lachhaftes entdecken. Vor allem soll man mit dem Lachen nicht zögern. Jede Gelegenheit ist gut, jedes gewonnene Lachen ist vorteilhaft. Wenn man sich – bildlich gesprochen – selbst sein Grab schaufelt, zögert jeder Lachausbruch den Moment, da die Gruft fertiggestellt sein wird, hinaus.

Die Komik der Berufsunterhalter ist offensichtlich ein gutes Mittel für das Lachen. Ein Kinoplatz ist wesentlich billiger als ein Arztbesuch, vor allem wenn dieser noch mit einer langfristigen Behandlung verbunden ist. Mark Twain schreibt in einem seinen Bücher: «Der alte Mann lachte laut und fröhlich, schüttelte dabei jeden Zoll seines Körpers vom Scheitel bis zur Sohle ordentlich durch und sagte schließlich: ‹Ein solches Lachen ist bares Geld wert, denn gute Lacher brauchen keinen Arzt.›»

Ein Freund, der zugleich Arzt ist, hat mir erzählt, er habe sogar erreicht, daß die Krankenkasse einem seiner Patienten die Kosten für den Kauf des Buches *«Rire sur Ordonnance»* von Jean Charles vergütet habe. Wenn selbst die Verwaltung Humor entwickelt, sind wohl alle Hoffnungen berechtigt ...

Die Berufsleute der Komik und des Humors haben sich eine große Zahl von Büchern, Filmen, Theaterstücken und komischen Nummern einfallen lassen und diese auch zur Ausführung gebracht. Es gibt diese Erzeugnisse für jeden Geschmack, vom gemeinen, vulgärsten und unanständigsten Lachen bis zum feinfühligsten und geistreichsten humoristischen Einfall. Es ist unmöglich, darüber ein erschöpfendes Verzeichnis anzufertigen. Ich werde jedoch im Anhang dieses Buches eine Art persönlicher Pharmakopöe vorstellen, ein Verzeichnis jener Produkte, die ich komisch finde und gern weiterempfehle.

Ein gutes, einfaches und sparsames Mittel für das Lachen ist der Besuch einer komischen Vorführung oder der Kauf eines lustigen Buches. Ganz offensichtlich wird zuwenig davon Gebrauch gemacht. Die komischen Darbietungen haben zwar meist viel Erfolg, aber es wurde noch nie genau untersucht, wer sie sich eigentlich zu Gemüte führt. Es ist auch nicht allgemein üblich, bei mürrischen oder depressiven Stimmungen ins Kino zu gehen. Und dennoch – was für ein wundervolles Mittel, um auf andere Gedanken zu kommen, um den Verstand «auszulüften». Unter den Komikern gibt es so große Talente, daß man nur empfehlen kann, ihre Vorstellungen so schnell wie möglich zu besuchen. Nachdem man einen mit Lachen ausgefüllten Abend im Kino oder Theater verbracht hat, kann man sicher sein, eine gute, von Schlaflosigkeit freie Nacht zu verbringen, während man vielleicht bei einem ernsten Schauspiel, bei dem man sich langweilt, einschläft, was die Schlaflosigkeit während der nachfolgenden Nacht noch verschlimmern wird.

Die Komik, die Unterhaltung und die Fröhlichkeit werden als schlecht angesehen; man bemängelt die fehlende geistige Erhebung. Es gibt tatsächlich eine Art Snobismus des Seriösen und Langweiligen. Wir müssen diese Geisteshaltung nachdrücklich bekämpfen, um unserer Gesundheit und um unseres Vergnügens willen.

Lustige Geschichten sind charakterisiert durch einen lebhaften, lebendigen Stil, durch einen witzigen Einfall und durch die Pointe. Es gibt unzählige Sammlungen zu diesem Thema, und es ist immer wünschenswert, eine Auswahl davon zur Hand zu haben. Gewiß können sie nicht den Grundstock einer Bibliothek bilden, aber es sind Bücher, in denen man hin und wieder blättern kann, um sich den Intellekt kitzeln zu lassen. Man kann auch ein paar Geschichten im Gedächtnis behalten, um sie bei Gelegenheit ins Gespräch einzuflechten. Diese lustigen Geschichten – im Maß genossen natürlich – sind ideal zur Entspannung der Atmosphäre, um bei einer Versammlung eine angenehme Stimmung zu schaffen, um die Zeit mit Freunden zu verbringen oder eine totgelaufene Unterhaltung wieder in Schwung zu bringen. Sie werden ausgetauscht, beginnen zu zirkulieren, verändern sich, werden neuen Situationen angepaßt. Zweifellos ist ihre Auswahl typisch für die Person, die sie erzählt. Wer über zweideutige Situationen lacht, hat vielleicht sexuelle Probleme, wer rassistische Scherze mag, hat eventuell gestörte Beziehungen zu Fremden usw. Da aber alle von uns auf irgendeine Art Beziehungsprobleme und Konflikte haben, ist es besser, darüber zu lachen.

Man kann das Lachen als das «Schmiermittel» der menschlichen Kommunikation betrachten. Auch gibt es eine Verbindung zwischen dem Lachen und dem Erfolg, nicht unbedingt in Form von Reichtum und gesellschaftlicher Anerkennung, aber mit Sicherheit in Form von erfolgreicherer Lebensgestaltung und Verwirklichung seiner Lebensbestimmung.

Leute mit Sinn für Humor sind allgemein beliebt. Man sucht ihre Gesellschaft, man fragt sie, worüber sie denn lachen, man bittet sie um ihre Meinung, man vertraut ihnen. Auch im Berufsleben sind ihre Beziehungen oft besser, und der Erfolg fällt ihnen leichter zu.

Ich schlage ein Behandlungsprogramm auf der Grundlage des Lachens vor: das Gelos-Programm. Es bringt eine Verbesserung des Allgemeinzustandes, ein Gefühl von Wohlbefinden, eine entspanntere Einstellung, die Fähigkeit, dem Streß zu begegnen, eine Verminderung der Angst, der Nervosität und der depressiven Verstimmungen. Dieses Programm erweist sich auch als nützlich in der Behandlung von Bluthochdruck, Schlaflosigkeit, Kopfschmerzen, Impotenz und des ganzen Bereichs funktioneller Verdauungsstörungen.

Das Gelos-Programm vermittelt einen ganzheitlichen Zugang zum einzelnen Menschen, und zwar über den Körper, wo das Lachen als treibende Kraft in der Wiederherstellung des neurovegetativen Gleichgewichts wirkt. Das Lachen als aktives Element, das gleichzeitig eine Art Gymnastik, ein Entspannungsmittel und ein Reizmittel für den Intellekt darstellt, wird ergänzt durch hygienisch-diätetische Vorschriften sowie durch Techniken der Verhaltensänderung. Mit diesem Programm ist es auch möglich, auf die psychologischen, biologischen, diätetischen und physischen Anteile der Krankheiten einzuwirken, und diese Konzentration von therapeutischen Ansätzen erhöht die Chancen für den Behandlungserfolg.

Das Gelos-Programm zielt darauf ab, mindestens dreißig Minuten tägliches Lachen hervorzurufen. Dieses Lachen soll im wesentlichen durch rhythmisch geregelte Atemübungen gewonnen und in drei Phasen von je zehn Minuten Dauer auf den ganzen Tagesablauf verteilt werden: morgens, mittags und abends. Der Therapeut schlägt dem Patienten mehrmals am Tag kurze, isolierte Lachübungen vor: im Büro, im Auto, überall wo dies möglich ist. Diese Lachreflexübungen werden vervollständigt durch ein fortschreitendes Wiedergewinnen der täglich erneuerbaren guten Laune, wozu humorvoller Lesestoff und komische Vorführungen als Hilfsmittel dienen. An diese individuelle Wiederanpassung schließen sich zwei große wöchentliche Gruppensitzungen an, bei denen es jedem freigestellt ist, den Hanswurst zu spielen, Blödeleien vorzutragen und sich in einer Atmosphäre von Freude und Lustbarkeit zu begegnen.

Im Anhang findet der Leser eine genaue Beschreibung des Gelos-Programms sowie ein Konzept, wie ein eigentliches Lachzentrum organisiert werden könnte.

SCHLUSSFOLGERUNGEN

Um dieses Buch, das sich ganz auf das Thema Lachen konzentriert und die Überlegungen eines Arztes zu allgemeinen Gesundheitsproblemen, zur tieferen Einsicht der physiologischen und der pathologischen Prozesse, zum Einfluß der Stimmung und der Moral auf die Krankheitsentwicklung beinhaltet, zu einem Abschluß zu bringen, formuliere ich hier zehn Thesen:

1. Das Lachen ist die physiologische Äußerung eines Zustandes der Freude und der Lust.

2. Das Lachen fördert den Gruppenzusammenhalt und schafft bessere zwischenmenschliche Beziehungen.

3. Das Lachen trägt zu einem längeren und gesünderen Leben bei.

4. Das Lachen ist eine Gymnastik für den Verstand, die Muskulatur und die Atmung.

5. Das Lachen ist die beste Therapie gegen den Streß.

6. Das Lachen und der Humor ermöglichen eine bessere Kommunikation zwischen dem Arzt und dem Patienten.

7. Das Lachen ist nur sehr selten ein Krankheitssymptom, fast immer jedoch ein Zeichen körperlicher und seelischer Gesundheit, ein Ausdruck des Lebenswillens.

8. Der therapeutische Einsatz des Lachens ist unbeschränkt.

9. Die Heilung durch das Lachen ist nur ein Element in der ganzheitlichen Medizin. Der Arzt muß zuerst alle Möglichkei-

ten ausschöpfen, um die wahrscheinlichen Ursachen einer bestimmten Krankheit zu entdecken. Er muß seine Diagnose auf dem Gesamtbild der Symptome begründen. Bevor er zur Behandlung schreitet, muß er das Alter, das Geschlecht, die körperliche Konstitution, den Charakter und die Gewohnheiten seines Patienten in seine Überlegungen mit einschließen.

10. Das Lachen ist eine Form der natürlichen Medizin. Die Natur kann jedoch nur selten sich selbst überlassen werden. Der Arzt muß sie unablässig überwachen; sehr oft kann und darf er nicht einfach untätig bleiben.

Anhang
SIND SIE GELOPHIL*?

Welche Bedeutung hat das Lachen für Sie persönlich und wieviel Humor besitzen Sie? Sie können mehrere Antworten auf die gleiche Frage geben oder eine Frage auch unbeantwortet lassen, wenn Sie glauben, daß sie Sie nicht betrifft.

1. Lachen Sie . . .?
   A – oft
   B – zuviel
   C – wenig
   D – nie

2. Lächeln Sie . . .?
   A – oft
   B – selten
   C – nie

3. Lachen Sie gern?
   A – ja
   B – nein
   C – ja, aber ich bringe es nicht oft fertig
   D – nein, aber ich bedaure es

* Gelophil: jemand, der gern lacht; zusammengesetzt aus gr. *gelos*: lachen und gr. *phílos*: freundlich, Freund

4. Mögen Sie es, wenn die Leute um Sie herum lachen?
A – ja, immer
B – nein, nie
C – ja, aber ich fühle mich unwohl dabei
D – ja, manchmal

5. Welche Person in ihrer Umgebung hören Sie gern lachen?
A – meinen Partner/meine Partnerin
B – mein Kind/meine Kinder
C – meine Freunde/Freundinnen
D – meine Kollegen/Kolleginnen
E – meinen Arbeitgeber/meine Arbeitgeberin
F – alle
G – niemanden

6. In welchem Umfeld lachen Sie gern?
A – allein
B – unter Freunden/Freundinnen
C – im Familienkreis
D – bei einer öffentlichen Veranstaltung

7. Wann lachen Sie?
A – am Morgen
B – am Abend
C – bei den Mahlzeiten
D – in der Nacht
E – zu jeder Tageszeit

8. Nimmt das Lachen einen wichtigen Platz in Ihrer Familie ein?
A – ja
B – nein

*9. Erinnern Sie sich daran, daß Sie in Ihrer Kindheit gehänselt
worden sind?*
A – ja, oft
B – ja, selten
C – nein, nie
D – ich erinnere mich nicht

10. Hören Sie gerne lustige Geschichten?
A – ja, immer
B – ja, aber in Maßen
C – nein

11. Erzählen Sie selbst lustige Geschichten?
A – gelegentlich
B – oft
C – nie
D – ich würde gern, aber es fallen mir keine ein

12. Welche Art von Kinofilmen bevorzugen Sie?
A – Kriminalfilme
B – Abenteuerfilme
C – rührselige Filme
D – Liebesfilme
E – Dokumentarfilme
F – Komödien
G – komische Filme
H – historische Filme

13. Welche Art von Büchern bevorzugen Sie?
A – Romane
B – Sachbücher
C – humoristische Bücher
D – Bücher mit seriösem Charakter
E – Bücher mit schwarzem Humor
F – Kriminalromane
G – von allem ein wenig

14. Wohin gehen Sie gern aus?
A – ins Kino
B – ins Theater
C – ins Varieté
D – in ein Restaurant
E – in ein Restaurant oder ins Theater
F – in den Zirkus
G – zu Besuch bei Freunden/Freundinnen

129

15. Wie lachen Sie?

A – immer lautlos
B – immer sehr lautstark
C – laut, wenn die anderen das auch tun
D – von Fall zu Fall verschieden

16. Worüber lachen Sie?

A – über die Ungeschicklichkeit anderer
B – über meine eigene Ungeschicklichkeit
C – über die fremde und die eigene Ungeschicklichkeit
D – ich lache nie, weder über meine eigene
  Ungeschicklichkeit noch über diejenige anderer

17. Worüber lachen Sie noch?

A – über meine eigenen Scherze
B – über die Scherze der anderen
C – über meine eigenen Scherze und über diejenigen
  anderer
D – Scherze bringen mich nicht zum Lachen

18. Kommt es vor, daß Sie . . .?

A – sich aus Gefälligkeit zum Lachen zwingen
B – sich zum Lachen zwingen, um mit dabei zu sein
C – mit Lachen zurückhalten, um niemanden zu verärgern
  oder niemandem Schmerz zuzufügen
D – mit Lachen zurückhalten, um Gefälligkeiten zu
  vermeiden

19. Welche Fernsehsendungen bevorzugen Sie?

A – Spielfilme
B – Theaterstücke
C – Diskussionssendungen
D – Nachrichtensendungen
E – lustige Sendungen
F – Spiele
G – von allem ein wenig, wenn es ernsthaft ist
H – von allem ein wenig, wenn es lustig ist
I – Werbesendungen

20. *Würden Sie gern mehr lachen?*
  A – ja
  B – nein
  C – weiß ich nicht

21. *Ist es Ihnen schon passiert, daß Sie in einer völlig unpassenden Umgebung in Lachen ausgebrochen sind (in der Kirche, auf dem Friedhof, bei einem offiziellen Empfang)?*
  A – ja
  B – nein

22. *Welche Art von lustigen Geschichten bevorzugen Sie?*
  A – unmoralische Geschichten
  B – Soldatenwitze
  C – Parodien
  D – Geschichten über bestimmte Gruppen von Menschen (Ostfriesenwitze, Appenzellerwitze usw.)
  E – makabre Geschichten
  F – schwarzen Humor
  G – ich mag keine lustigen Geschichten

23. *Kommt es vor, daß Sie beim Liebesakt lachen?*
  A – ja
  B – nein
  C – ja, aber selten

24. *Können Sie sich an mehr als zehn Gelegenheiten in Ihrem Leben erinnern, bei denen Sie sehr laut und sehr lange gelacht haben?*
  A – ja
  B – nein

25. *Haben Sie den Eindruck, daß Sie heute . . .?*
  A – weniger als vor fünf Jahren lachen
  B – mehr als vor fünf Jahren lachen
  C – gleich oft wie vor fünf Jahren lachen

26. *Falls Sie weniger als vor fünf Jahren lachen, bedauern Sie das?*
    A – ja
    B – nein
    C – das ist mir gleichgültig

27. *Glauben Sie, daß Sie Sinn für Humor haben?*
    A – ja
    B – nein
    C – weiß ich nicht

28. *Wie steht es mit Ihrer Gesundheit? Glauben Sie . . .?*
    A – in guter Verfassung zu sein
    B – oft krank zu sein
    C – über Ihren Zustand besorgt zu sein
    D – über den Zustand Ihrer Angehörigen besorgt zu sein

29. *Leiden Sie an Schlaflosigkeit?*
    A – ja, oft
    B – ja, manchmal
    C – nein, nie

30. *Glauben Sie, daß Ihre Bekannten Sie charakterisieren als . . .?*
    A – ernsthafte Person
    B – sachverständige Person
    C – traurige Person
    D – lustige und geistreiche Person
    E – unseriöse Person
    F – fidelen Menschen und Stimmungsmacher/-in

31. *Wie viele komische Vorführungen haben Sie in den letzten zwölf Monaten gesehen?*
    A – keine
    B – eine bis fünf
    C – mehr als fünf
    D – mehr als zehn
    E – mehr als fünfzig
    F – weiß ich nicht

32. *Halten Sie sich für fähig, auch die komische Seite einer*
    ernsten Sache zu sehen?
    A – ja
    B – nein

33. *Wenn Sie die Wahl hätten, was würden Sie bevorzugen?*
    A – Armut und Krankheit
    B – Reichtum und Krankheit
    C – Armut und Gesundheit
    D – Reichtum und Gesundheit

ANTWORTEN AUF DEN FRAGEBOGEN
Sehen Sie zu jeder Frage die Zahl nach, die dem Antwortbuch-
staben entspricht, und zählen Sie die Zahlen zusammen, bevor
Sie sich der nächsten Frage zuwenden.

1. A = +2	5. A = +1	9. A = +3
B = −2	B = +1	B = 0
C = 0	C = +1	C = −3
D = −2	D = +1	D = −1
	E = 0	
2. A = +2	F = +1	10. A = +2
B = 0	G = −3	B = 0
C = −4		C = −2
	6. A = +1	
3. A = +2	B = +2	11. A = +1
B = −4	C = +2	B = +2
C = +1	D = +1	C = −2
D = +1		D = +1
	7. A = +3	
4. A = +3	B = +1	12. A = 0
B = −4	C = +1	B = 0
C = −2	D = +2	C = +1
D = 0	E = +1	D = 0
		E = −3
	8. A = +5	F = −1
	B = −3	G = +3
		H = 0

133

13. A = +1
    B = 0
    C = +2
    D = −1
    E = +2
    F = 0
    G = +1

14. A = +1
    B = +1
    C = +2
    D = 0
    E = +1
    F = +2
    G = +1

15. A = 0
    B = 0
    C = −2
    D = +2

16. A = +1
    B = +3
    C = +5
    D = −4

17. A = +2
    B = +2
    C = +3
    D = −3

18. A = −2
    B = −4
    C = −3
    D = −5

19. A = +1
    B = −2
    C = −3
    D = 0
    E = +1
    F = +1
    G = −3
    H = +1
    I = +2

20. A = +1
    B = −2
    C = −1

21. A = +3
    B = 0

22. A = +1
    B = +1
    C = +2
    D = +1
    E = 0
    F = +1
    G = −3

23. A = +3
    B = −4
    C = +1

24. A = +5
    B = −5

25. A = −3
    B = +1
    C = +1

26. A = +1
    B = −2
    C = −3

27. A = 0
    B = −1
    C = +1

28. A = +5
    B = −5
    C = −2
    D = −2

29. A = −5
    B = −2
    C = +5

30. A = −1
    B = −1
    C = −4
    D = +2
    E = −1
    F = +2

31. A = −5
    B = −3
    C = 0
    D = +2
    E = −2
    F = −1

32. A = +5
    B = −5

33. A = −5
    B = −5
    C = +3
    D = 0

Nachdem Sie alle Ihre Ergebnisse zusammengezählt und die entsprechenden Plus- oder Minuswerte berücksichtigt haben, erhalten Sie ein Gesamtresultat, das Sie einer der nachfolgenden Kategorien zuordnet:

Weniger als − 60: Sie scheinen außerordentlich traurig zu sein. Wenn das wirklich zutrifft, ist es höchste Zeit, daß Sie etwas dagegen unternehmen.

Von − 60 bis − 20: Sie sind zwar keine Stimmungsnudel, aber das ist nicht so schlimm; öffnen Sie sich ein wenig, Sie riskieren nichts dabei.

Von − 20 bis + 20: Sie gehören zum ehrenhaften Durchschnitt, aber Sie könnten sich noch verbessern.

Von + 20 bis + 60: Zweifellos lachen Sie in der Gesellschaft anderer gerne mit, aber ein wenig mehr persönlicher Humor wäre Ihnen zuträglich.

Von + 60 bis + 80: Sie sind die Verkörperung des humorvollen und ausgeglichenen Menschen, der das Leben von der positiven Seite nimmt und im Höchstmaß davon profitiert.

Mehr als + 80: Sie lachen zuviel, als daß dies noch schicklich wäre. Denken Sie daran: Das Beste ist der Feind des Guten.

DAS GELOS-PROGRAMM

Die neurovegetativen Beschwerden, die Spasmophilie, die Stoffwechselstörungen und der Streß sind für eine große Zahl von krankhaften Zuständen verantwortlich und fördern die Entwicklung der meisten organischen Krankheiten.

Das Gelos-Programm beruht auf einer zugleich präventiven und therapeutischen Einstellung. Dazu gehören jedoch keine Wundermedikamente; das Programm bezweckt das Zusammenwirken gewisser Techniken, die sich im Rahmen der sogenannten «funktionellen Pathologie» als wirksam erwiesen haben. Dem Lachen als Gymnastikübung und Entspannungsmethode kommt dabei eine zentrale Rolle zu, hat es doch stimmungshebende Eigenschaften.

Der Anwendung des Gelos-Programms geht eine ärztliche Gesamtuntersuchung voraus, wobei klinische, paraklinische und biologische Aspekte Berücksichtigung finden. Zur klinischen Untersuchung gehören neben einer eingehenden Befragung, die dazu bestimmt ist, die Symptome des Patienten, seine Persönlichkeit und etwaige Streßfaktoren genauer zu erfassen, auch eine vollständige und gründliche Untersuchung des Organismus.

Die paraklinische Untersuchung beinhaltet ein Elektrokardiogramm (EKG) zur Überprüfung des Herzzustandes, Prüfungen der Atemfunktionen, ein Röntgenbild der Lungen zur Einschätzung der Ventilation und ein Elektromyogramm, um einer etwaigen neuromuskulären Übererregbarkeit auf die Spur zu kommen.

Weitere Spezialuntersuchungen können dem besonderen Fall entsprechend notwendig werden.

Die biologische Untersuchung umfaßt Blutproben (Blutgruppe, Prüfung der Gerinnung), eine Untersuchung der Lipide (Cholesterin, Triglyzeride), eine Untersuchung der Glucose (Blutglucose, provozierte Hyperglykämie), eine Ionenuntersuchung (Mineralsalze im Blut und im Urin), eine Dosisbestimmung der Urinausscheidung von Katecholaminen (Streßhormonen). Auch hier können spezifischere Untersuchungen notwendig sein.

Das Gelos-Programm besteht in einer Bewußtmachung der Streßfaktoren, einer angepaßten Diätetik, einer Wiederherstellung des Gleichgewichts der Vitamine und Mineralien sowie im Erlernen und Anwenden der Lachfunktion.

Die Bewußtwerdung der Streßfaktoren und der verhängnisvollen Verhaltenseinstellungen ergibt sich im Laufe eines regelmäßigen Dialogs zwischen dem Arzt und dem Patienten.

Die Diät zielt darauf ab, die Störungen im Bereich der Ernährung zu beheben. Sie soll die Abwehrkräfte des Organismus stärken und seine Stoffwechselprozesse wieder in Ordnung bringen.

Die Behandlung mit Vitaminen und Mineralien wird über einen langen Zeitraum verschrieben; sie soll dazu dienen, die neuromuskuläre Übererregbarkeit zu verringern.

Das Erlernen der Lachfunktion geschieht durch Atemreflexübungen und Grimassenschneiden vor dem Spiegel. Diese Übungen werden jeden Tag mehrere Male wiederholt, bis man einen Idealwert von täglich dreißig Minuten Lachen erreicht. Diese dem Lachen gewidmete Zeit gewährleistet die Muskelgymnastik, die es für den Organismus erfordert, und hat einen Entspannungseffekt, der über den ganzen Tag hinweg anhält und dem Schlaf förderlich ist.

Die Anwendung des Lachens erfolgt mit Methoden der psychologischen Entkonditionierung, mit Verhaltens- und Einstellungsänderungen, mit Optimismus dem Leben gegenüber und mit Anleitungen zu einer humorvollen Einstellung gegenüber dem Erlebten und sich selbst.

Die Dauer des Gelos-Programms ist veränderlich. Gewöhnlich genügen aber zwei oder drei Gespräche mit einigen Wochen Abstand, damit der Patient die Behandlung selbst in die Hand nehmen kann.

DAS LACHZENTRUM

Das Lachzentrum, das mir vorschwebt, könnte der ideale Anwendungsort für das Gelos-Programm sein. Hier wären die eigentlich medizinischen Elemente des Programms und die spielerisch-soziokulturellen Aktivitäten unter dem gleichen Dach vereinigt.

Zu den im engeren Sinne medizinischen Elementen gehörte die Ausrüstung für die Diagnose, gehörten aber auch Räume für die Behandlung, für die heilgymnastische Therapie und die Gymnastik, wo die Ärzte und Lachtrainer (Therapeuten oder Komiker) die verschiedenen Techniken des Reflexlachens in Einzel- oder Gruppentherapien anwenden könnten. Im Unterschied zu den gewöhnlichen Therapien, die oft in einer düsteren und steifen Atmosphäre stattfinden, wären dies Orte fröhlicher Begegnung und persönlicher Freiheit, wo jeder sagen und tun könnte, was ihm gerade durch den Kopf geht, und wo alle lustigen Einfälle positiv aufgenommen würden, es wäre eine Gruppentherapie, in der das aggressive Sichabreagieren durch den spielerischen Ausdruck ersetzt würde. Daneben wäre es wünschenswert, Gymnastikgeräte und Einrichtungen aus der Hydrotherapie beizufügen.

Die soziokulturellen Elemente wären auf den künstlerischen Ausdruck des Lachens, der Komik und des Humors konzentriert: ersichtlich in einer Bibliothek mit reichem Bestand an fröhlichen und humoristischen Büchern, in Zeichentrickfilmen und Lesungen von Komik-Autoren, in Sammlungen von Werken spezialisierter Zeichner und einer Fotothek mit gezeichneten Bildgeschichten (Comic strips), außerdem einem Lesesaal und einem Ausstellungssaal, in dem die modernen Erzeugnisse des Humors gezeigt würden.

Man könnte dort auch singen, denn das Singen ist ebenso gesund wie das Lachen. So wie die Leute sich früher trafen, um zu feiern, die Jahreszeiten durch Riten und Tänze zu kennzeichnen, nahm das gemeinsame Singen in ihrem Leben einen bedeutenden Platz ein.

In mancher Hinsicht gleicht das Singen dem Lachen und weist vergleichbare therapeutische Wirkungen auf. Professoren wie Yva Barthélémy, die sich mit den Mechanismen des Gesangs und des Stimmapparates auseinandergesetzt haben, wissen genau, was der Gesang mit Hilfe einer beherrschten Atmung im Bereich des Zwerchfells bewirkt. Die Lockerung des Kehlkopfes wird dank fortschreitender Übungen, die genau untersucht worden sind, ermöglicht. Der Kehlkopf ist ja die Stelle, wo sich alle Ängste ausdrücken und kundtun: «Etwas schnürt mir die Kehle zu», «das Wasser steht mir bis an die Kehle», «etwas bleibt mir in der Kehle stecken», «mit erstickter Stimme», «einen Kloß im Hals haben» usw. Voll «geöffnete» Resonanzkörper verstärken das Aussenden von klangvollen Schwingungen. Sie beschenken uns auf phantastische Weise und bringen uns dazu, unsere Stimme bewußt zu genießen. Die Empfindung einer allgemeinen Ausgeglichenheit und nachlassender Spannungen in der Rücken- und Nackengegend wird durch eine gute Kopf- und durch eine allgemein gute Körperhaltung während der Stimmabgabe verstärkt. Alle diese von Wissenschaftlern im Laufe der Jahre sorgfältig dargestellten Übungen und Bewegungen führen nicht nur zum schönen Gesang und zur heilgymnastischen Behandlung, zur «Instandstellung» der Stimmbänder, sondern auch zur Nerven- und Muskelentspannung. Bei gewissen Koloraturen, den Stakkatotönen oder Fiorituren, werden sogar die Lachmechanismen wiederbelebt.

Nach einer guten Gesangstunde dauert die unbestreitbar euphorische und optimistische Stimmung oft eine ganze Woche an! Wer es nicht fertigbringt zu lachen, kann es immer noch mit dem Singen versuchen. Die Liebhaber des Gesangs entdecken, daß Ihnen das Leben mehr Spaß macht... und sind folglich viel eher zum Lachen bereit!

Auch ein Vorführungssaal wäre für ein Lachzentrum unerläßlich; verbunden mit einem Filmarchiv und einer Videothek mit den erheiterndsten Meisterwerken des Kinos, könnte dieser Saal das Versuchsfeld für die neuen Moderatoren sein: eine Bühne, auf der man komische Effekte und Theaterstücke ausprobieren und aufführen könnte, die im Lachzentrum oder außerhalb davon erarbeitet wurden. Und warum nicht einen kleinen Laden eröffnen, wo man Scherzartikel kaufen könnte?

Das Einrichten einer solchen Selbstbedienungsstelle des Lachens oder besser eines Lach- und Kulturzentrums wäre gleichzeitig ein großartiger Begegnungsort und ein originelles Gegengewicht zum alltäglichen Griesgram.

GESELLSCHAFTSSPIELE

Die lachende Katze

Die Spieler bilden einen Kreis. Einer der Spieler befindet sich in der Kreismitte und erzählt Geschichten oder schneidet Grimassen. Die erste Person im Kreis der Spieler, die in Lachen ausbricht, muß den Spieler in der Kreismitte ersetzen.

Das Bauchlachen (Strandspiel)

Die Spieler legen sich auf den Boden und bilden eine Kette, wobei jeder seinen Kopf auf den Bauch des anderen legt. Bald bricht einer der Teilnehmer in Lachen aus. Das Lachen erfaßt alle Mitspieler in der Kette und pflanzt sich in einer wogenden Welle fort.

Wer zuletzt lacht, lacht am besten

Ein Mitspieler stellt sich vor die Gruppe und erzählt Geschichten. Jeder, der lacht, muß ausscheiden. Wer zuletzt noch übrigbleibt, nimmt den Platz des Erzählers ein, und das Spiel beginnt von vorn.

Die längste Pleite

Jeder Teilnehmer muß der Reihe nach eine Geschichte erzählen.
Wenn niemand lacht, erhält er ein Pfand. Wer zuerst zehn Pfänder besitzt, hat das Spiel verloren.

Das Spielkassenspiel
(nach Joëlle de Gravelaine)

Jedesmal, wenn man die geringste Kritik sich selbst gegenüber
äußert, legt man zwanzig Franken in eine für dieses Spiel reservierte Büchse. Und jedesmal, wenn man sich positiv über sich
selbst äußert, nimmt man vierzig Franken heraus. Man kann
diese Summe natürlich abändern. Wenn man einen Mitspieler
anschwärzt, bezahlt man das Doppelte. Nach ein paar Tagen
wird man feststellen, daß man beinahe ruiniert ist, und seine
Redeweise ändern. Man beginnt sich intelligent, sehr schön,
sehr gut in jeder Hinsicht zu finden, und – hopp! – nimmt man
vierzig Franken aus der Büchse! All dies muß sich vor Zeugen
abspielen. Allmählich häufen sich die Barmittel nun wieder an.
Wenn die Kasse leer ist, ist man geheilt.

Versuchen Sie dieses Spiel! Sie werden erleben, wie großartig es ist! Und wenn Sie einmal den Dreh erwischt haben,
werden Sie sehr erfinderisch. Sie entwickeln sich Ihrerseits zum
Teilzeittherapeuten und erfinden neue Spiele, mit denen Sie
sich und Ihre Bekannten in optimistische Mitmenschen und in
eine angenehme Gesellschaft verwandeln.*

---

* Siehe Zeitschrift «Autrement»: «Les nouvelles thérapies»

MEINE PHARMAKOPÖE

Es gibt eine gewisse Anzahl von «Grunderzeugnissen», die einen zum Lachen bringen. Diese Schöpfungen der Komik sind das «Aspirin» oder die «Antibiotika» des Lachens, also unumgängliche Klassiker. Aber ebenso wie jeder Arzt lieber bestimmte Arten von Medikamenten verwendet als andere, spiegelt die nachfolgende «Rezeptur» vor allem die Persönlichkeit und die Geschmacksvorlieben ihres Verordners wider.

Zeichentrickfilme

Die Asterix-Serie hat Vorbildcharakter. Gelehrsamkeit und Ulkerei. Amüsanter Geschichtsunterricht.

Kaffeetheater*

Scheint dem Lachen förderlich zu sein, wenn man den Inseraten glauben darf.

---

* Kleiner Saal, in dem während Theatervorführungen Getränke serviert werden (besonders in Frankreich verbreitet)

Kino

Alle humoristischen Filme kommen regelmäßig ins Kino zurück, bei Festivals oder Wiederaufführungen. Ein entsprechendes Programm gibt darüber Auskunft. Auf Videokassetten sind für den Privatgebrauch erhältlich:

– *Charlie Chaplin:* von der Sahnetorte bis zur Gesellschaftssatire. Unverwüstlich.

– *Buster Keaton:* dadurch, daß er nie lacht, bringt er alle anderen zum Lachen. Untadelig.

– *Die Marx-Brothers:* die verrücktesten Komödien der Filmgeschichte; das Absurde bis zum Exzeß getrieben. Die Autobiographie von Harpo Marx und der Briefwechsel von Groucho Marx sind ebenfalls erstklassige Mittel zur Aufheiterung. Unnachahmlich.

– *W. C. Fields* mit oder ohne *Mae West:* Alkohol und Sex in all ihren komischen und verheerenden Auswirkungen. Unerläßlich.

– *Mel Brooks:* die Renaissance der amerikanischen Komödie. Großartige Gags und Possen. Ohne Respekt vor den heiligen Mythen. Schonungslos.

– *Die Götter müssen verrückt sein* von *Jamie Uys:* die komische Offenbarung von 1982/83.

Karikaturen

Da sie auf der Kürze des Gags beruhen, sind sie als Sammlung ungenießbar. Meine Favoriten: *Chas Adams, Chaval und Sempé.*

Bücher

Sammlungen lustiger Geschichten – vom Besten bis zum Schlechtesten – sind oft angenehm zum Durchblättern:

– *Tout Allais;* Alphonse Allais, französischer Schriftsteller Ende des 19. Jahrhunderts, Meister des Unsinns und des Absurden.

– *Tout Cami;* Pierre Cami, französischer Schriftsteller, in der Zwischenkriegszeit zu Ruhm gekommen; manchmal von unterschiedlicher Qualität, aber alles ist lustig geschrieben. Absurdität, schwarzer Humor und Spott.

– *Pierre Dac:* das französische Lachen der fünfziger Jahre. Verschrobenheit, Blödelei und Kalauer.

– *Peter Benchley:* die Quintessenz des amerikanischen Humors in der großen Epoche des *«New Yorker»*. Sein Slogan: «Unsinn um des Unsinns willen.»

– *James Thurber:* ein Benchley nahestehender Amerikaner; spezialisiert auf den unterkühlten Humor; Schriftsteller und Karikaturist.

– *Saki:* Täuschungsmanöver, Schwänke und Foppereien, makabre Scherze und ungenierter Humor.

– *O. Henry:* Abenteuergeschichten, die in allen Berufsgattungen spielen (Cowboys, Dacharbeiter usw.). Unwiderstehlich.

Varietétheater

Raymond Devos: der einzige, der auf intelligente Art zum Lachen bringt, ohne Schuldgefühle zu hinterlassen.

Theater

Ist nicht mehr lustig, seit die Komödie zur Nachrichtenübermittlerin und das Boulevardtheater kopflastig geworden ist.

KURZBIOGRAPHIEN
HISTORISCHER PERSONEN

Allais, Alphonse (1855–1905)
Französischer Humorist; Mitgründer des literarischen Kaba-
retts «Chat-Noir», dann Redakteur des *«Sourire»;* schrieb
humoristische Skizzen und Komödien

Aristoteles (384–322 v. Chr.)
Griechischer Philosoph; gilt neben Sokrates und Platon als
Begründer der klassischen philosophischen Tradition des
Abendlandes; bedeutender Mathematiker, Logiker, Physiker,
Naturforscher und Metaphysiker

Balint, Michael (1896–1970)
Englischer Psychotherapeut; versuchte praktizierenden Ärzten
psychotherapeutische Denk- und Arbeitsweisen als Teil ihrer
Behandlung nahezulegen

Barclay, Robert (1648–1690)
Schottischer Theologe aus adeligem Haus; streng kalvinistisch
erzogen, folgte nach anfänglichem Widerstreben seinem
Vater im Quäkertum und wurde ein eifriger Verfechter dieser
Lehre; Verfasser des theologischen Hauptwerks der Quäker

Baudelaire, Charles (1821–1867)
Französischer Dichter; Begründer des Symbolismus, verstand
sich in seinen ästhetisch-theoretischen Schriften als Dichter der
Modernité

Beckett, Samuel (geb. 1906)
Irisch-französischer Schriftsteller; betont die Absurdität des
menschlichen Daseins; Vertreter eines absoluten Nihilismus;
stark von James Joyce geprägt

Bergson, Henri (1859–1941)
Französischer Philosoph polnisch-englischer Herkunft; Mit-
glied der Académie française; baute insbesondere gegen den
Positivismus in der Tradition der Mystik eine spiritualistische
Lebensphilosophie auf; 1927 Nobelpreis für Literatur

Bernard, Claude (1813–1878)
Französischer Physiologe; erkannte unter anderem die Funktionen der Bauchspeicheldrüse und der Leber bei Verdauungs-
vorgängen; Professor am Collège de France, Mitglied der
Académie française

Bismarck, Fürst Otto von (1815–1898)
Preußisch-deutscher Staatsmann; fand im pietistischen Kreis
die Religiosität, die ihn später sein Handeln als Ausdruck göttli-
chen Willens begreifen ließ; Mitgründer der konservativen
Partei, 1871 bis 1890 Reichskanzler und preußischer Minister-
präsident

Brooks, Mel (geb. 1926)
Amerikanischer Filmregisseur; zunächst Darsteller und Autor;
inszenierte von 1967 an überzeugend derb-satirische Filme

Chaplin, Charles (Charles Spencer) (1889–1977)
Britischer Filmschauspieler; baute die groteske Situationskomik
der Slapstick-Komödien mit Hilfe pantomimischer, mimischer
und psychologischer Mittel zur Tragikomödie des «kleinen
Mannes» aus; später auch sozialkritische Akzente

Chesterfield, Philip Dormer Stanhope, 4. Earl of (1694–1773)
Britischer Politiker und Schriftsteller; Parlamentsmitglied mit
liberalen Ansichten; 1745/46 Vizekönig von Irland, 1747
Staatssekretär; berühmt durch seine Briefe an seinen Sohn
Philip Stanhope (1774), die in elegantem und geistreichem Stil
skrupellose Ratschläge erteilen, wie man gesellschaftlich
avanciert

Chrysostomos, Johannes I. (um 345–407)
Griechischer Kirchenlehrer und Patriarch von Konstantinopel;
386–397 gefeierter Prediger in Antiochia, wurde gegen seinen
Willen Bischof von Konstantinopel; später seines Amtes ent-
hoben und an die armenische Grenze verbannt

Darwin, Charles Robert (1809–1882)
Britischer Naturforscher, berühmt durch seine Selektionstheo-
rie; entwickelte die Hypothese der gemeinsamen Abstammung
und der allmählichen Veränderung der Arten

Descartes, René (1596–1650)
Französischer Philosoph, Mathematiker und Naturwissen-
schaftler; sein philosophischer Ansatzpunkt war die (durch den
methodischen Zweifel gewonnene) Einsicht des *Cogito, ergo
sum,* der Selbstgewißheit und Selbständigkeit im Denken

Fields, W. C. (William Claude Dukinfield) (1879–1946)
Amerikanischer Filmschauspieler; einer der beliebtesten Komiker des amerikanischen Films, schrieb seine Drehbücher oft
selbst

Freud, Sigmund (1856–1939)
Österreichischer Psychologe, Dozent und Arzt in Wien; Begrün-
der der theoretischen und praktischen Psychoanalyse; in seiner
Lehre ist der Geschlechtstrieb der zentrale menschliche Antrieb;
Freuds Ideen hatten weltweit beträchtlichen Einfluß auf die
Entwicklung von Anthropologie, Psychologie, Psychiatrie und
Psychotherapie, aber auch auf Philosophie, Kunst und Literatur

Galen (Claudius Galenus) (um 129–199)
Römischer Arzt griechischer Herkunft, auch Schriftsteller; lebte
in Rom; neben Hippokrates der bedeutendste Arzt der Antike

Groddeck, Georg (1866–1934)
Deutscher Arzt, Schüler Freuds und der eigentliche Begründer
der psychosomatischen Medizin

Heller, Joseph (geb. 1923)
Amerikanischer Schriftsteller; Autor der Bücher *«Catch 22»* und
«Was geschah mit Slocum»

Henry, O. (William Sydney Porter) (1862–1910)
Amerikanischer Schriftsteller; im Mittelpunkt seiner knappen
Kurzgeschichten stehen kleine Leute

Hippokrates (um 460 bis um 370 v. Chr.)
Griechischer Arzt; gilt als Begründer der Medizin als Erfah-
rungswissenschaft aufgrund unbefangener Beobachtungen und
Beschreibungen der Krankheitssymptome und einer kritischen,
spekulationsfreien Diagnostik

Kant, Immanuel (1724–1804)
Deutscher Philosoph; Begründer einer den Rationalismus und
Empirismus überwindenden Neuorientierung des Denkens.
Diese neue Denkrichtung fragt nach der Möglichkeit von Metaphysik, das heißt nach den Grenzen der menschlichen Vernunft,
mündet schließlich in die kritische Philosophie, mit der Kant
die Aufklärung philosophisch vollendete und zugleich über-
wand

Keaton, Buster (Joseph Francis K.) (1896–1966)
Amerikanischer Schauspieler und Regisseur; seine Komik
rührte besonders aus dem Gegensatz zwischen ernster Gelassenheit und herausfordernden Widerwärtigkeiten, die er aufgrund
unerwarteter Einfälle meisterte

Lautréamont, Comte de (Isidor Lucien Ducasse) (1846–1870)
Französischer Dichter; lebte einsam und in ärmlichen Verhält-
nissen; übte großen Einfluß auf den Surrealismus aus

Lavater, Johann Kaspar (1741–1801)
Schweizerischer evangelischer Theologe, Physiognom, Philosoph und Schriftsteller; versuchte eine rationale Auslegung des
christlichen Glaubens und der biblischen Offenbarung

Lavoisier, Antoine Laurent de (1743–1794)
Französischer Chemiker, Mitglied der Académie des Sciences;
durch seine quantitativen Untersuchungen ein Begründer der
modernen Chemie

Marx-Brothers
Amerikanische Filmkomikergruppe, bestehend aus: *Groucho*
(eigtl. Julius Marx, 1895–1977), *Chico* (eigtl. Leonhard Marx,
1891–1961), *Harpo* (eigtl. Arthur Marx, 1893–1964), *Zeppo*
(eigtl. Herbert Marx, 1901–1979) und *Gummo* (eigtl. Milton
Marx, 1897–1977); die Filme der Marx-Brothers zeichnen sich
durch surreale, groteske Slapstick-Komik aus

Mondeville, Henri de (um 1260 bis um 1320)
Französischer Mediziner; ältester namhafter Chirurg Frank-
reichs, auch als Anatom bekannt; erkannte früh die Vorzüge der
eiterlosen Wundbehandlung und wies neue Wege für die Blut-
stillung, die Fremdkörperentfernung und die Verbandtechnik

Novalis (eigtl. Friedrich Leopold Freiherr von Hardenberg)
(1772–1801)
Deutscher Dichter; bedeutendster Lyriker der deutschen Früh-
romantik; in der Dichtung sah Novalis die Möglichkeit, das
Universum in stufenweiser Erkenntnis zu durchdringen

Piaget, Jean (1896–1980)
Schweizer Psychologe; beschäftigte sich vor allem mit Zusammenhängen zwischen der Sprache und dem Denken des Kindes; seine Theorie ist von größter Bedeutung für die Erziehungswissenschaft

Rabelais, François (um 1494–1553)
Französischer Arzt und Schriftsteller; in seiner Grundhaltung finden sich Ablehnung der Scholastik, des Dogmatismus, Verteidigung der geistigen Freiheit, Freude am Diesseits, Glauben an die Güte der menschlichen Natur und der Würde des Menschen; satirische Angriffe auf die zeitgenössischen Vorstellungen von Astrologie, Medizin und Philosophie

Reich, Wilhelm (1897–1957)
Österreichischer Psychoanalytiker; plädierte für die Bejahung libidinöser Bedürfnisse und für die Überwindung gesellschaftlicher Verhältnisse, in denen Mangel und Herrschaft künstlich aufrechterhalten werden

Saki (Hector Hugh Munro) (1870–1916)
Englischer Schriftsteller; Meister der politischen Satire und der phantasievollen, knappen, pointierten Kurzgeschichte

Schweitzer, Albert (1875–1965)
Elsässischer evangelischer Theologe, Musiker, Arzt und Philosoph; Gründer des Tropenhospitals Lambarene; entschiedener Vertreter einer konsequenten Eschatologie (Lehre vom Endschicksal von Mensch und Welt)

Selye, Hans (1907–1982)
Österreichisch-kanadischer Mediziner und Biochemiker; Professor in Montreal; prägte den Begriff «Streß» (1936) und begründete eine entsprechende Lehre

Spencer, Herbert (1820–1903)
Englischer Philosoph; entsprechend der Evolutionstheorie der biologischen Arten glaubte er auch bei menschlichen Kulturen

und Staatsformen eine Entwicklung zu immer heterogeneren, komplexeren und «besseren» Formen feststellen zu können

Spinoza, Baruch (1632–1677)
Niederländischer Philosoph; Begründer eines neuen Denkansatzes, in dem Monismus, Naturalismus, Liberalismus und Rationalismus vereinigt werden; großen Einfluß gewann seine Philosophie erst im deutschen Idealismus und in der deutschen Romantik

Sue, Eugène (Marie-Joseph S.) (1804–1857)
Französischer Schriftsteller; kam als Schiffsarzt nach Asien, Afrika und Amerika; von 1829 an freier Schriftsteller; vertrat die sozialrevolutionären Ideen Fouriers und Proudhons

Thurber, James (1894–1961)
Amerikanischer Schriftsteller und Zeichner; seine satirischen Skizzen, Fabeln, Erzählungen und Essays üben Moralkritik an der Zeit

Twain, Mark (Samuel Langhorne Clemens) (1835–1910)
Amerikanischer Schriftsteller und Humorist; Autor der Bücher *«Abenteuer und Fahrten des Huckleberry Finn»* und *«Die Abenteuer Tom Sawyers»*

West, Mae (1893–1980)
Amerikanische Schauspielerin; Sexstar des amerikanischen Theaters und Films der dreißiger Jahre, der Härte, Witz und Unmoral ausstrahlte

GLOSSAR

Acetylcholin überträgt Nervenimpulse auf einen anderen Nerv oder auf ein Organ

ACTH (Abkürzung für engl. *adrenocortico-tropic-hormone*) Kortikotropin (Hormon aus der Hirnanhangsdrüse, das die Hormonausscheidung der Nebennierenrinde reguliert)

Adrenalin im Nebennierenmark gebildetes Hormon, Reizstoff der sympathischen Nervenfasern

adrenergisch Übertragung der Erregung in den vegetativen Nerven durch das Freiwerden chemischer Wirkstoffe in den Nervenenden

Aerophagie (unbewußtes, krankhaftes) Verschlucken von Luft

Alkalose Basenüberschuß oder Säuredefizit im Blut

Alveole Lungenbläschen

Aminosäure organische Säure, bei der der Wasserstoff der Kohlenstoffkette durch die Aminogruppe ersetzt ist; wichtigster Baustein der Eiweißkörper *amyotrophische Lateralsklerose* mit einer Verkrümmung der Muskulatur einhergehende Sklerose (infolge langen Nicht-gebrauchs oder degenerativer Veränderungen der erregungs-leitenden Bahnen)

anal zum After gehörend, den After betreffend, afterwärts gelegen

analgetisch schmerzstillend

Anästhesie Ausschaltung der Schmerzempfindung; Schmerz-unempfindlichkeit infolge Narkose oder lokaler Schmerzbetäu-bung

anatomisch den Bau des (menschlichen) Körpers betreffend

Angina pectoris Anfälle von heftigen Herzschmerzen, Beklem-mung der Brust und Todesangst, auf einer chronischen Minder-durchblutung des Herzmuskels beruhend

anthropomorph menschlich, von menschlicher Gestalt, men-schenähnlich

Antibiotikum biologischer Wirkstoff aus Stoffwechselproduk-tion von Pilzen, der Bakterien und andere Einzeller im Wachs-tum hemmt oder abtötet

Antidepressivum Arzneimittel gegen Depressionen, das antriebssteigernd und stimmungshebend wirkt

Apnoe allgemeine Bezeichnung für Atemstillstand

arteriell auf Schlagadern bezogen

Arteriosklerose Arterienverkalkung, fortschreitende Degenera-tion der arteriellen Gefäße infolge krankhafter Veränderung der Gefäßinnenhaut (hauptsächlich durch Vermehrung des Chole-sterins und durch Kalkablagerung)

Arthrose   degenerative, nicht akut entzündliche Erkrankung eines Gelenks, besonders des Gelenkknorpels, als chronisches, auf Überbeanspruchung, Abnutzung oder auf traumatischen Ursachen beruhendes Leiden

Asthenie   Kraftlosigkeit, Entkräftung, Schwäche, (durch Krankheit bedingter) Kräfteverfall

Atherom   1) «Grützbeutel», gutartige Talgdrüsen- und Haarbalggeschwulst, entsteht durch eine Ansammlung von Talg; 2) degenerative Veränderung (breiartiger Tumor oder Geschwulst) der Gefäßwand bei Arteriosklerose

Ätiologie   1) Lehre von den Krankheitsursachen; 2) Gesamtheit der ursächlichen Faktoren, die zu einer bestehenden Krankheit geführt haben

ätiologisch   die Ätiologie oder die Krankheitsursachen betreffend

Atonie   Schlaffheit, Erschlaffung der Muskulatur, Herabgesetztsein des Spannungszustandes der Muskeln

atonisch   schlaff, spannungslos, ohne Tonus (bezogen auf den Zustand der Muskulatur)

Aura   Vorstufe des großen epileptischen Anfalls (Auftreten von subjektiven optischen und akustischen Wahrnehmungen, auch von Geruchs- und Geschmackshalluzinationen)

Benzodiazepin   Tranquilizer, zum Beispiel Valium

biogen   von lebenden Stoffen herrührend oder erzeugt

Bluthochdruck   durch erhöhten arteriellen Blutdruck gekennzeichnete Krankheit des Kreislaufsystems

Bronchialbaum gesamte, baumartige Verästelung eines Bronchus (einer Verzweigung der Luftröhre)

bulbär das verlängerte Rückenmark betreffend, von ihm ausgehend

Cholagogum galletreibendes Mittel

Cholesterin ein zuerst in der Galle gefundenes Fett aus der Klasse der Lipide, Hauptbestandteil der Gallensteine; wird in der Nebenniere gebildet

chronisch langsam verlaufend, sich langsam entwickelnd (von Krankheiten, im Gegensatz zu akut)

CRF (Abkürzung für englisch *corticotropin releasing factor*) Kortikotropin freisetzender Faktor, übergeordnetes Hormon aus dem Hypothalamus, der die Hormone aus der Hypophyse und der Nebenniere reguliert

Depression seelische Verstimmung, Niedergeschlagenheit

depressiv seelisch gedrückt, verstimmt, traurig

Diabetes Kurzform für *Diabetes mellitus:* Zuckerkrankheit, Zuckerharnruhr, meist konstitutionell bedingte Erkrankung der Inselzellen der Bauchspeicheldrüse (zuweilen auch anderer Hormondrüsen), mit der Folge einer mangelhaften Kohlenhydratverwertung, die sich u. a. in erhöhtem Blutzuckergehalt und Glykosurie (Ausscheidung von Zucker im Harn) äußert

Diagnose unterscheidende Beurteilung, Erkenntnis, in fachsprachlichen Fügungen: Erkennung und systematische Bezeichnung einer Krankheit

Diastole die mit der Systole rhythmisch abwechselnde Erweiterung des Herzens

Diencephalon   Zwischenhirn

Distreß   überfordernder, gefährlicher und lebensfeindlicher Streß

Dopamin   ein Gewebshormon, das gleichzeitig die Muttersubstanz der Hormone Adrenalin und Noradrenalin ist

dorsal   zum Rücken, zur Rückseite gehörend, am Rücken, an der Rückseite gelegen, zur Rückseite, zum Rücken hin

dorso-median   zum Rücken und zur Mitte gehörig, gegen den Rücken und die Mitte hin

Effektor   1) Nerv, der einen Reiz vom Zentralnervensystem zu den Organen weiterleitet und dort eine Reaktion auslöst; 2) Körperorgan, das auf einen aufgenommenen und weitergeleiteten Reiz ausführend reagiert

egozentrisch   ichbezogen, sich selbst in den Mittelpunkt stellend

Ejakulation   Samenerguß, Ausspritzung der Samenflüssigkeit aus der Harnröhre (beim Orgasmus)

Ekzem   nicht ansteckende, vielgestaltige juckende Entzündung der Haut

Elektroenzephalogramm   (EEG) Aufzeichnung des Verlaufs der Hirnaktionsströme

Elektromyogramm   Aufzeichnung des Verlaufs der Aktionsströme der Muskeln

Empathie   Bereitschaft und Fähigkeit, sich in die Einstellung anderer Menschen einzufühlen

empathisch   mit Empathie, einfühlsam

emphatisch mit Nachdruck, stark, eindringlich

Emphysem Luftansammlung im Gewebe, Aufblähung von Organen oder Körperteilen

endokrin mit innerer Sekretion verbunden (von Drüsen), nach innen, ins Blut absondernd

endokrine Drüsen Drüsen, die ihre Sekrete (Hormone) unmittelbar in die Blutbahn abgeben

Endorphin körpereigener Eiweißstoff (Hormon), der schmerzstillend wirkt

Endothelium aus Plattenepithelzellen bestehende Schicht, die die Innenfläche der Blut- und Lymphgefäße auskleidet und den Überzug der serösen (aus Serum bestehenden) Häute bildet

Enkephalin körpereigene, morphinähnliche Substanz

Entkonditionieren das Zum-verschwinden-Bringen von bestimmten Reaktionen auf vorhergehende Reize

Enzym in der lebenden Zelle gebildete organische Verbindung, die als Katalysator die Stoffwechselvorgänge im Organismus entscheidend beeinflußt

erogen geschlechtliche Erregung bewirkend, dafür empfänglich

essentiell 1) wesentlich, lebensnotwendig (von Stoffen wie von Vitaminen, Aminosäuren und Mineralstoffen gesagt, die dem Organismus zur Lebenserhaltung zugeführt werden müssen); 2) selbständig (von Krankheitserscheinungen gesagt, die nicht symptomatisch für bestimmte Krankheiten sind, sondern ein eigenes Krankheitsbild – meist ohne erkennbare Ursachen – darstellen

Essenz   wesentlicher Teil, Kernstück, Wesen einer Sache

Euphorie   subjektiv heitere Gemütsverfassung (symptomatisch für bestimmte Krankheiten wie multiple Sklerose, Alkoholismus u. a.)

euphorisch   die Euphorie betreffend, im Zustand der Euphorie befindlich

Eustreß   anregender, leistungssteigernder und lebensnotwendiger Streß

exogen   außerhalb des Organismus entstehend, von außen her in den Organismus eindringend (von Stoffen, Krankheitserregern oder Krankheiten gesagt)

Feedback   Rückkoppelung

Frigidität   Gefühlskälte, geschlechtliche Empfindungslosigkeit von Frauen

frontal   stirnwärts, gegen die Stirne hin

funktionell   die Funktion betreffend, mit der normalen bzw. gestörten Funktion eines Organs zusammenhängend

GABA   (Abkürzung für engl. *gamma-amino-butyrique acid*) Gamma-amino-butyr-Säure, Neurotransmitter im Gehirn, dessen Rolle darin besteht, abnorme Bewegungen zu verhindern

Ganglion   1) Nervenknoten (Anhäufung von Nervenzellen) in verschiedenen Nervensträngen außerhalb des Zentralnervensystems, der die Reizübertragung von einem Neuron zum anderen vermittelt; 2) Überbein, Geschwulst an (Hand-)Gelenken

gelastische Epilepsie   Lachschlag (durch Lachen ausgelöster epileptischer Anfall) *gelogen* Lachen erzeugend, auslösend

Gelometer Lachmeßgerät, «Lachzähler»

gelophil zum Lachen neigend, gerne lachend

Geloskop Beobachtungsgerät für das Lachen

Gelotherapie Behandlung durch das Lachen

genetisch die Vererbung betreffend, erblich bedingt, entwicklungsgeschichtlich

Glucose Traubenzucker

Hemisphäre Halbkugel, Bezeichnung für die rechte und linke Hälfte des Groß- und Kleinhirns

Hippocampus starker, halbmondförmiger Längswulst am Unterhorn des Seitenventrikels im Gehirn; Teil des Großhirns

Homöostasie Gleichgewicht der physiologischen Körperfunktionen, Stabilität des Verhältnisses von Blutdruck, Körpertemperatur, pH-Wert des Blutes usw. beim Gesunden (wird durch Regulationshormone der Nebennierenrinde u. ä. aufrechterhalten)

Hormon körpereigener Wirkstoff der Lebewesen, der spezifisch auf bestimmte Organe einwirkt und deren biochemische und physiologische Funktion reguliert (wird von Drüsen mit innerer Sekretion produziert und mit den Körpersäften den Organen zugeführt)

Hospitalisierung Einlieferung in ein Krankenhaus oder Pflegeheim

Hydrotherapie «Wasserheilverfahren», Heilanwendung von Waschungen, Bädern, Güssen und Dämpfen zur Aktivierung des Nervensystems, des Stoffwechsels und des Wärmehaushalts

Hygiene Gesundheitslehre, Gesundheitsfürsorge, zusammen-fassende Bezeichnung für den Bereich der Medizin, der sich mit der Erhaltung und Förderung der Gesundheit des einzelnen Menschen (private Hygiene) oder der gesamten Bevölkerung (öffentliche Hygiene) befaßt

hygienisch der Hygiene entsprechend, gesundheitsdienlich

Hypercholie krankhafte Vermehrung des Gallensaftes

Hyperexcitabilität Übererregbarkeit

Hyperglykämie erhöhter Blutzuckergehalt (z. B. bei der Zuckerkrankheit)

Hypertension 1) gesteigerte Muskelspannung; 2) zusammen-fassende Bezeichnung für Hypertonie und Hypertonus

Hypertonie Bluthochdruck, durch erhöhten arteriellen Blut-druck gekennzeichnete Krankheit des Kreislaufsystems

Hypertonus erhöhte Muskelspannung

Hypochondrium (unter dem Brustkorb liegend), seitlicher Bezirk des Unterleibs unterhalb der Rippenknorpel

Hypophyse unterer Hirnanhang, Hirnanhangsdrüse, an der Hirnbasis gelegenes innersekretorisches Organ, das u. a. die Funktion der übrigen Hormondrüsen des Körpers reguliert

Hypothalamus unter dem Thalamus liegender Teil des Zwi-schenhirns (Sitz mehrerer vegetativer Regulationszentren)

Hypotonie herabgesetzte Muskelspannung

iatrogen   durch den Arzt hervorgerufen, verursacht, durch ärztliche Einwirkung ausgelöst

iatrogene Krankheiten   Bezeichnung für Krankheiten, die entweder unmittelbar durch (notwendige, überflüssige oder fehlerhafte) Untersuchungs- und Behandlungsmaßnahmen oder mittelbar durch unüberlegte Äußerungen des Arztes bei einem Patienten hervorgerufen werden

idiopathisch   selbständig, primär, unabhängig von anderen Krankheiten entstanden

Impotenz   geschlechtliches Unvermögen des Mannes, den Beischlaf auszuüben oder Kinder zu zeugen

infektiös   auf Ansteckung beruhend (von Krankheiten), ansteckend

injizieren   Flüssigkeiten (insbesondere flüssige Heilmittel) in den Körper einspritzen

Instabilität   unruhige Bewegung, Zittern (z. B. von Muskeln, Extremitäten)

Insuffizienz   Funktionsschwäche, ungenügende Arbeitsleistung eines Organs

kapillar   haarfein (besonders von den feinsten Verzweigungen der Blut- und Lymphgefäße)

Kapillare   «Haargefäße», feinste Verzweigungen der Blut- und Lymphgefäße (auch der Gallengänge und Bronchien)

kardiovaskulär   Herz und Gefäße betreffend

Katecholamine   Adrenalin und Noradrenalin; Streßhormone

Katharsis das Sichbefreien von seelischen Konflikten und inneren Spannungen durch eine emotionale Abreaktion (Psychoanalyse)

kathartisch die Katharsis betreffend, mit Hilfe der Katharsis erfolgend

klinisch a) die Klinik betreffend; b) durch ärztliche Untersuchung feststellbar oder festgestellt

Kohlenhydrat zusammenfassende Bezeichnung für organische Verbindungen aus verschiedenen Zuckern, die in großen Mengen von Pflanzen gebildet werden und für die Ernährung eine wichtige Rolle spielen

Koitus Beischlaf, geschlechtliche Vereinigung

Kolik anfallsweise auftretender, krampfartiger Schmerz im Leib und in seinen Organen (z. B. als Magenkolik, Darmkolik, Nierenkolik)

Konstitution Gesamtverfassung des Individuums aufgrund angeborener Faktoren körperlicher und seelischer Art

Kontraktion Zusammenziehung (z. B. eines Muskels oder eines muskulären Hohlorgans)

Kortex 1) «Rinde», Bezeichnung für die äußere Zellschicht bzw. das äußere Schichtengefüge eines Organs; 2) Kurzbezeichnung für *Cortex cerebri,* «Hirnrinde» (besteht aus grauer Substanz mit sechs Schichten)

kortikal rindenwärts (gelegen), zur Rinde gehörend, die (Hirn-)Rinde betreffend

kortiko-neuromuskulär die Nerven und Muskeln des Kortex betreffend *kortikotrop* auf die Nebennierenrinde einwirkend

Kortikotropin eiweißartiges Hormon aus der Hypophyse, das die Hormonausscheidung der Nebennierenrinde reguliert

Kybernetik Forschungsrichtung, die vergleichende Betrachtungen über Gesetzmäßigkeiten im Ablauf von Steuerungs- und Regelungsvorgängen in Technik, Biologie und Soziologie anstellt

Läsion Schädigung

latent verborgen, versteckt (bezogen auf Krankheiten bzw. Krankheitssymptome, die kaum oder nicht in Erscheinung treten und meist nur zufällig entdeckt werden)

limbisches System Randgebiet zwischen Großhirn und Gehirnstamm, das die hormonale Steuerung und das vegetative Nervensystem beeinflußt und von dem gefühlsmäßige Reaktionen auf Umweltreize ausgehen

Lipide Sammelbezeichnung für alle Fette und fettähnlichen Stoffe

Lipoide uneinheitliche Gruppe fettähnlicher Substanzen, die in allen Zellen vorkommen

Locus caeruleus durch pigmentierte Nervenzellen bläulich gefärbte Stelle in der Rautengrube (Boden der vierten Hirnkammer)

lokalisieren örtlich begrenzen, auf bestimmte Körperstellen oder -gebiete einschränken

Lumbalpunktion Punktion des Lendenwirbelkanals (Entnahme von Flüssigkeit durch den Einstich mit einer Hohlnadel)

makroläsionell eine Verletzung oder Störung eines Organs oder Körperglieds im Makrobereich

Manie Phase des manisch-depressiven Irreseins mit abnorm heiterem Gemütszustand, Enthemmung und Triebsteigerung

Marihuana aus dem Harz einer in Mexiko heimischen Hanfart *(Cannabis sativa)* gewonnenes Rauschgift

Mesenterium Gekröse des Dünndarms (besteht aus zwei Bauchfellblättern und dazwischen einer Bindegewebsschicht, die Nerven und Gefäße für den Dünndarm enthält)

metabolisch den Stoffwechsel betreffend, aus dem Stoffwechsel entstanden

Metaphysik philosophische Lehre von den letzten Gründen und Zusammenhängen des Seins

metaphysisch zur Metaphysik gehörend, überempirisch, jede mögliche Erfahrung überschreitend

Migräne anfallsweise auftretender, meist einseitiger (u. a. mit Sehstörungen und Erbrechen verbundener) heftiger Kopfschmerz

Mikro . . . Kleinst . . .

mikroläsionell eine Verletzung oder Störung der Funktion eines Organs oder Körperglieds im Mikrobereich

Molekül kleinstes Teilchen einer chemischen Verbindung; Atomverband eines gasförmigen chemischen Grundstoffes

multiple Sklerose Erkrankung des Gehirns und des Rückenmarks mit Bildung zahlreicher (später sklerotischer) Entmarkungsherde

Neokortex später entwickelter Teil der Großhirnrinde, nicht zum Riechhirn gehörend

Nervus radialis «Speichennerv», starker motorischer und sensibler Nervenstrang, der mit seinen Verästelungen unter anderem die Streckmuskeln des Ober- und des Unterarms, den Dorsalbereich der Haut an Ober- und Unterarm und Teile der Finger versorgt

Neuralgie «Nervenschmerz», anfallsweise auftretender Schmerz im Ausbreitungsgebiet eines sensiblen oder gemischten Nervs ohne nachweisbare Sensibilitätsstörungen oder entzündliche Veränderungen

Neurobiochemie interdisziplinäre Forschungsrichtung, die sich die Aufklärung von Struktur und Funktion des Nervensystems zum Ziel gesetzt hat

neurochemisch die Chemie der Nerven betreffend

Neurochirurgie Nervenchirurgie, Chirurgie der Hirn-, Rückenmark- und Nervenerkrankungen

Neurohormon hormonartiger, körpereigener Wirkstoff (Gewebshormon) des vegetativen Nervensystems, der für die Reizweiterleitung von Bedeutung ist (z. B. Adrenalin)

neurohormonal die Neurohormone betreffend

Neuroleptikum Bezeichnung für Arzneimittel, die Psychosen behandeln, den zentralnervösen Grundtonus herabsetzen, die motorische Aktivität hemmen, bedingte Reflexe abschwächen und das vegetative Nervensystem beeinflussen; Antidepressivum

Neurologie 1) Lehre vom Aufbau und von der Funktion des Nervensystems; 2) Lehre von den Nervenkrankheiten, ihrer Entstehung und Behandlung *neurologisch* die Neurologie betreffend, mit Hilfe der Neurologie erfolgend

Neuromediatoren chemische Substanzen, die praktisch bei allen Gehirnkreisläufen in die Neuronenübertragung eingreifen. Die wichtigsten erwiesenermaßen wirksamen Substanzen sind: das Acetylcholin, das Noradrenalin, das Dopamin, das Serotonin, die GABA (Gamma-amino-butyr-Säure) – das sind die eigentlichen *Neurotransmitter* – sowie die *Endorphine* und die *Enkephaline,* die die *Neuromodulatoren* bilden; die letztgenannten Substanzen steigern oder verringern die Aktivität der Neurotransmitter

Neuromodulator körpereigene Substanz, die die Erregungsbereitschaft der Neuronen erhöhen oder herabsetzen kann

neuromuskulär die Nerven und Muskeln betreffend

Neuron Bezeichnung für die ein Reizleitungsglied darstellende strukturelle Nerveneinheit; Nervenzelle mit Fortsätzen

Neurophysiologie Physiologie des Nervensystems

neurophysiologisch die Physiologie des Nervensystems betreffend

Neurotransmitter Nervenleitungsstoff, chemischer Bote

neurovegetativ auf Nerven bezogen, die dem Willen nicht unterliegen

Noradrenalin Hormon des Nebennierenmarks, das zusammen mit Adrenalin den natürlichen Reizübermittler des vegetativen Nervensystems darstellt

Orthosympathikus Sympathikus

Oxidation   Verbindung eines chemischen Stoffes mit Sauerstoff

Paläokortex   ältester Teil der Großhirnrinde *(Cortex cerebri)*
des Menschen, Riechhirnrinde

para . . .   a) bei, neben, daneben; b) nicht normal, abweichend

Parasympathikus   der dem Sympathikus entgegengesetzt
wirkende Teil des vegetativen Nervensystems

pathogen   Krankheiten erregend oder verursachend, krank-
machend

Pathologie   Lehre von den Krankheiten, insbesondere ihrer
Entstehung, und von den durch sie hervorgerufenen organisch-
anatomischen Veränderungen

pathologisch   1) die Pathologie betreffend; 2) krankhaft verändert (von Organen)

peripher   außen liegend, zu den Randgebieten des Körpers
(z. B. den Extremitäten) gehörend; Rand . . .

Peristaltik   von den Wänden der muskulösen Hohlorgane (z. B.
Speiseröhre, Magen, Darm, Harnleiter, Eileiter), ausgeführte
Bewegung, bei der sich die einzelnen Organabschnitte nacheinander zusammenziehen und so den Inhalt des Hohlorgans
transportieren

Pharmakologie   Arzneimittellehre, Lehre von Art und Aufbau
der Heilmittel, ihren Wirkungen und ihren Anwendungs-
gebieten

pharmakologisch   Arzneimittel betreffend, die Pharmakologie
betreffend

Pharmakopöe amtliches Arzneibuch, Verzeichnis der offizinellen Arzneimittel mit Vorschriften über ihre Zubereitung, Beschaffenheit, Aufbewahrung, Anwendung u. a.

physiochemisch die physikalische Chemie betreffend, zu ihr gehörend

Physiologie Lehre von den Grundlagen des allgemeinen Lebensgeschehens, besonders von den normalen (nicht krankhaften) Lebensvorgängen und Funktionen des menschlichen Organismus

physiologisch die Physiologie, die natürlichen Lebensvorgänge betreffend

Placebo Scheinmedikament, das in Aussehen, Geschmack usw. einem echten Arzneimittel gleicht (z. B. als Kontrollmittel gegeben, um die echte Arzneiwirkung von den psychischen Wirkungen einer Heilmittelgabe auf den Patienten unterscheiden zu können)

Polyneuritis auf größere Abschnitte des peripheren Nervensystems ausgedehnte Neuritis (Nervenentzündung)

Präkardialgie Auftreten von Schmerzen in der herzseitigen Brustwand (die vom Herzen herrühren oder extrakardial bedingt sein können)

prälogisch vorlogisch, das primitive, natürliche, gefühlsmäßige, einfallsmäßige Denken betreffend

präventiv vorbeugend, verhütend, die Entstehung oder Ausbreitung von Krankheiten verhindernd (z. B. von Behandlungen, therapeutischen Maßnahmen, Arzneimittelwirkungen u. a.)

provozierte Hyperglykämie erhöhter Blutzuckergehalt nach Hormongaben

Pseudobulbärparalyse durch arteriosklerotische Gefäßveränderung bedingte Läsion der kortiko-bulbären Bahnen (Verbindung von Hirnkern und Hirnrinde)

Psyche «Seele», Seelenleben, der subjektive, der Körpersphäre entgegengesetzte Bereich eines Individuums

psychisch seelisch, geistig, von der Psyche ausgehend

Psychoanalyse Verfahren zur Untersuchung und Behandlung seelischer Fehlleistungen, Störungen oder Verdrängungen sowie psychogener körperlicher Erkrankungen mit Hilfe der Traumdeutung und der Erforschung der dem Unbewußten entstammenden Triebkonflikte (durch Sigmund Freud begründet)

psychogen seelisch bedingt, seelisch verursacht (z. B. von körperlichen Erkrankungen oder von abnormen Erlebnisreaktionen, Neurosen o. ä. gesagt)

Psychologie Lehre von den Erscheinungen und Zuständen des bewußten und unbewußten Seelenlebens

psychologisch die Psychologie betreffend, seelenkundlich

Psychopharmakologie Lehre von der Eigenart, vom Aufbau und von der Wirkungsweise der auf die Psyche einwirkenden Arzneimittel

Psychosomatik Lehre von der Bedeutung seelischer Vorgänge für die Entstehung und den Verlauf körperlicher Vorgänge

psychosomatisch die Psychosomatik, die seelisch-leiblichen Wechselwirkungen betreffend

Psychotherapie Lehre von der Behandlung psychischer und körperlicher Erkrankungen durch systematische (z. B. suggestive, hypnotische, psychoanalytische) Beeinflussung des Seelenlebens des Patienten

Punktion   Entnahme von Flüssigkeiten aus Körperhöhlen durch Einstich mit Hohlnadeln

Reflex   unwillkürliche Reaktion eines Muskels oder einer Muskelgruppe auf einen von außen an den Organismus herangebrachten Reiz (man unterscheidet bedingte, d. h. nur zeitweilig auslösbare, und unbedingte, d. h. immer auftretende Reflexe)

refraktär   unempfindlich, nicht beeinflußbar (bes. von bereits gereiztem Gewebe gegenüber Neureizen gesagt)

Refraktärzeit   Erholungsphase, reizphysiologischer Begriff für diejenige Zeitspanne, während der nach vorangegangener Reizung auf eine erneute Reizung keine Erregungsbildung (und daher keine Reaktion) erfolgt

regressiv   sich zurückbildend, in Rückbildung begriffen (bes. von krankhaften Veränderungen oder Krankheitssymptomen); nicht progressiv, rückschrittlich; rückläufig

Rekonvaleszenz   Genesung, Phase der endgültigen Heilung nach einer überstandenen Krankheit

respiratorische Alkalose   Basenüberschuß mit Ursache in den Lungen

Rezeptor   reizaufnehmendes Organ oder reizaufnehmende Nervenfaser

Rheumatismus   schmerzhafte, das Allgemeinbefinden vielfach beeinträchtigende Erkrankung der Gelenke, Muskeln, Nerven Sehnen

Rheumatologie   Wissenschaft und Lehre von der Entstehung, Behandlung und Prophylaxe rheumatischer Erkrankungen

Rhinencephalon   Riechhirn, Riechlappen des Gehirns mit dem Geruchszentrum

Scanner Gerät, das computerisierte Röntgenaufnahmen macht

Sekret von einer Drüse produzierter und abgesonderter Stoff, der im Organismus bestimmte biochemische Aufgaben erfüllt (Speichel, Hormone); Ausscheidung, Absonderung

Sekretion Vorgang der Produktion und Absonderung von Sekreten durch Drüsen

Serotonin den Erregungszustand der glatten Muskulatur regelndes biogenes Amin, das in manchen Geweben und Zellen des Körpers in hoher Konzentration vorliegt; ein im Darm und im Nervensystem vorkommender hormonähnlicher Stoff, der verschiedene Organfunktionen reguliert

Sklerose krankhafte Verhärtung von Geweben, Organen und Organteilen

somatisch den Körper betreffend

somatopsychisch körperliche und seelische Phänomene betreffend

spasmodisch krampfartig, Krämpfe verursachend

spasmophil zu Krämpfen neigend, an Spasmophilie leidend

Spasmophilie Stoffwechselstörung des Kindes mit Neigung zu Krämpfen infolge Verminderung des Kalziumgehalts im Blut und pathologischer Erregbarkeit des Nervensystems

Spondylarthritis Entzündung von Wirbelgelenken

SRAA (Abkürzung für franz. *substance réticulée activatrice ascendante*) aktivierendes retikulierendes System, d. h. netzförmige Struktur von Nervenzellen und Nervenverbindungen im Rückenmark, die den Wachheitsgrad steuern; Wachsystem im Mesencephalon, das die Gehirntätigkeit mit Hilfe von Neuronen in Gang setzt. Das SRAA wird seinerseits durch ein anderes System erregt, nämlich durch den *Locus caeruleus,* dessen Neurotransmitter das Noradrenalin ist

Steatose   übermäßige Vermehrung oder Bildung von Fettgewebe in Organen

Sternganglion   eine größere Nervenumschaltstelle des sympathischen Nervensystems in der Versorgung von Herz und Lunge

Stimulans   (die Zentren im Gehirn, Drüsen mit innerer Sekretion usw.) anregendes, reizendes Arzneimittel

Stimulator   Vorrichtung, die einen Reiz auslöst

Streß   Bezeichnung für die im Zusammenhang mit einer (bevorstehenden) Erkrankung auftretenden unspezifischen Allgemeinreaktionen, die durch die hormonale Umstellung des Organismus bzw. seine Einstellung auf die krankmachenden Reize bedingt sind

subkortikal   unter der Hirnrinde gelegen (z. B. von Sinneszentren)

Sympathikotonie   erhöhte Erregbarkeit des sympathischen Nervensystems

Sympathikus   der Grenzstrang oder Stammstrang des sympathischen Teils des vegetativen Nervensystems (besteht aus zwei Reihen von Ganglien beiderseits der Wirbelsäule, die durch Längs- und Querstränge untereinander und mit den Nerven der Wirbelsäule verbunden sind und Äste in alle Teile des Körpers entsenden); unter Sympathikuseinfluß ergeben sich höherer Blutdruck, höherer Puls, größere Pupillen, stärkere Atmung; der Sympathikus dient dazu, den Körper auf Kampf und Flucht einzustellen *sympathisch* 1) zusagend, angenehm; 2) zum vegetativen Nervensystem gehörend, auf den Sympathikus bezüglich

Symposium wissenschaftliche Tagung

Symptom Krankheitszeichen; für eine bestimmte Krankheit charakteristische, zu einem Krankheitsbild gehörende krankhafte Veränderung

symptomatisch 1) die Symptome betreffend, nur auf die Krankheitszeichen, nicht auf die Krankheitsursache einwirkend (z. B. von einer ärztlichen Behandlung); 2) keine selbständige Erkrankung darstellend, sondern als Symptom einer anderen Krankheit auftretend

Synapse 1) Kontakt-, Umschaltstelle zwischen Nervenfortsätzen, an der nervöse Reize von einem Neuron auf ein anderes weitergeleitet werden; 2) Berührungsstelle der Grenzflächen zwischen Muskel und Nerv

Syndrom Komplex von Symptomen, Krankheitsbild mit mehreren charakteristischen Symptomen

Tachykardie stark beschleunigte Herztätigkeit, «Herzjagen»

Telencephalon 1) die beiden unter dem Schädelgewölbe gelegenen Großhirnhälften; 2) der vordere Abschnitt des ersten Hirnbläschens beim Embryo

Thalamus Sehhügel, der zwischen Hypothalamus und Epithalamus gelegene Hauptteil des Zwischenhirns, der an die dritte Hirnkammer und die beiden Seitenkammern angrenzt

therapeutisch die Behandlung von Krankheiten betreffend, zu einer Behandlung gehörend

Therapie Kranken-, Heilbehandlung

Tonus der durch Nerveneinfluß ständig wachgehaltene Spannungszustand der Gewebe, besonders der Muskeln

toxisch giftig, auf einer Vergiftung beruhend

traumatisch zu einer Wunde gehörend, durch eine Verletzung entstanden; auf einen seelischen Schock zurückzuführen

Triglyzeride Verbindungen mit Fettsäuren. Man unterscheidet einsäurige, zweisäurige und dreisäurige Triglyzeride. Die natürlichen Fette und Öle sind Gemische aus ein- und mehrsäurigen Triglyzeriden

Tumor 1) jede krankhafte Anschwellung eines Organs oder Organteils; 2) Gewächs, Geschwulst, Gewebswucherung infolge Zellproliferation (Wucherung), entweder homologen Charakters (mit der gleichen Zellenart wie das Muttergewebe) und in der Regel gutartig oder heterologen Charakters (weniger differenzierte Zellen als das Muttergewebe aufweisend) und zu Metastasen (Tochtergeschwülsten) neigend

vaskulär zu den Körpergefäßen gehörend, Gefäße enthaltend

vegetativ auf die vegetativen Funktionen (Verdauung, Atmung, Stoffwechsel) bezüglich; vegetatives Nervensystem: jener Anteil des gesamten Zentralnervensystems, der für die Instandhaltung und Fortpflanzung des betr. Organismus von ausschlaggebender Bedeutung ist. Es dient vorwiegend der Regelung des inneren Milieus

Vene Blutader, Bezeichnung für diejenigen Blutgefäße, die (mit Ausnahme der vier Lungenvenen) im Gegensatz zu den Arterien sauerstoffarmes, verbrauchtes Blut von den Körperorganen und der Körperperipherie zum Herzen zurückleiten

Verhaltenstherapie Anwendung der Erkenntnisse aus der gesamten experimentell begründeten Psychologie in der Psychotherapie *viral* durch Viren bedingt, aus Viren hergestellt, von Viren stammend

Vokalisierung Bildung und Aussprache von Vokalen

Yoga 1) indische philosophische Lehre, deren Ziel es ist, durch Meditation, Askese und bestimmte körperliche Übungen den Menschen von dem Gebundensein an die Last der Körperlichkeit zu befreien; 2) Gesamtheit der Übungen, die aus dem Yoga herausgelöst wurden und die zum Zweck einer gesteigerten Beherrschung des Körpers, der Konzentration und Entspannung aufgeführt werden

zerebral das Hirn betreffend, zu ihm gehörend

Zirrhose narbige Schrumpfung eines Organs, Wucherung des Bindegewebes in einem Organ mit nachfolgender Verhärtung und Schrumpfung desselben (z. B. der Leber)

LITERATURVERZEICHNIS

Alexander, F.: *«Psychosomatic Medicine»*, W. W. Norton & Co., New York, 1950 (deutsch: *«Psychosomatische Medizin. Grundlagen und Anwendungsgebiete»*, de Gruyter, Berlin, 1951)

Dr. Berge et al.: *«Introduction à l'étude scientifique du rire»*, Flammarion, Paris, 1959

Bergson, H.: *«Le rire»*, P.U.F., Paris, 1924 (deutsch: *«Das Lachen»*, Die Arche, Zürich, 1972 [Nachdruck])

Campbell, H. J.: *«Les principes du plaisir»* (französische Übersetzung), Le Seuil, Paris, 1975

Cannon, W. B.: *«The Wisdom of the Body»*, W. W. Norton and Co., New York, 1963

Cazeneuve, J.: *«Le mot pour rire»*, La Table Ronde, Paris, 1984

Cousins, N.: *«Anatomy of an Illness as Perceived by the Patient»*, W. W. Norton and Co., New York, 1978 (deutsch: *«Der Arzt in uns selbst – Anatomie einer Krankheit aus der Sicht des Betroffenen»*, Rowohlt, Reinbek bei Hamburg, 1981)

LITERATURVERZEICHNIS

Eastman, M.: *«The Enjoyment of Laughter»*, Simon and Schuster, New York, 1937 (Reprint 1971)

Fourastié, J.: *«Le rire, suite»*, Denoël, Paris, 1983

Freud, S.: *«Der Witz und seine Beziehung zum Unbewußten»*, S. Fischer, Frankfurt, 1979 (6. Auflage)

Moody, R. A.: *«Laugh after Laugh»*, Headwaters Press, Jacksonville/Florida, 1978 (deutsch: *«Lachen und Leiden. Über die heilende Kraft des Humors»*, Rowohlt TB, Reinbek bei Hamburg, 1979)

Peter L. J./Dana B.: *«The Laughter Prescription»*, Ballantine Books, New York, 1982

Robert, J. M.: *«Comprendre votre cerveau»*, Le Seuil, Paris, 1982

Schweitzer, A.: *«Ma vie et ma pensée»*, Albin Michel, Paris, 1960 (deutsch: *«Aus meinem Leben und Denken»*, Meiner, Hamburg, 1980)

Selye, H.: *«Le stress de la vie»* (französische Übersetzung), Gallimard, Paris, 1975 (deutsch: *«Streß»*, Rowohlt TB, Reinek bei Hamburg, 1977)

Sully, J.: *«An Essay on Laughter»*, Longman, Green and Co., New York, 1928

Victoroff, D.: *«Le rire et le risible»*, P.U.F., Paris, 1953

Walsh J. J.: *«Laughter and Health»*, D. Appleton and Co., New York, 1928

Täglich neue Lebensfreude mit mvg-Paperbacks

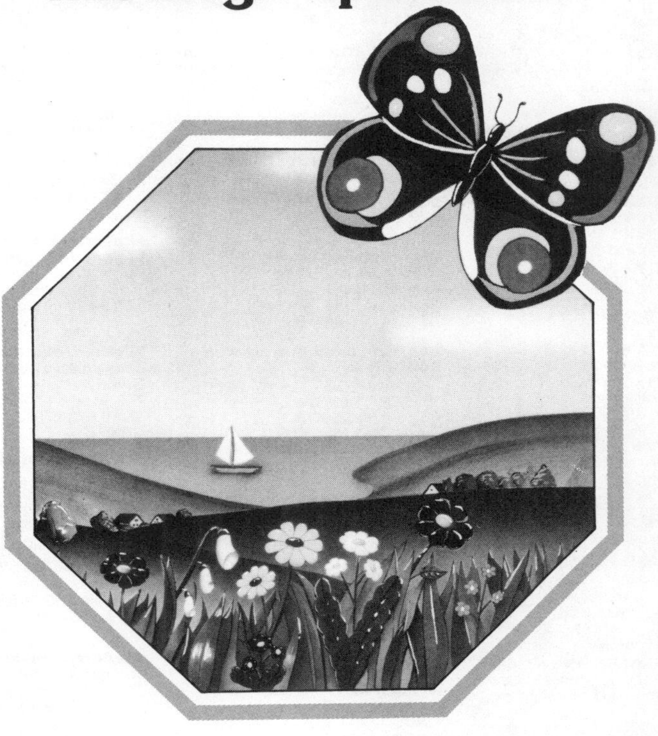

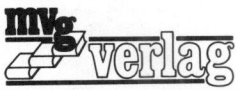

Lebenskunst im Taschenbuch: mvg-Paperbacks

Biorhythmik
Die biologische Erfolgsuhr
Appel, Walter A.
6. überarb. Aufl., 159 Seiten, Paperb.
ISBN 3-478-02535-8

Fitness für den Geist
Arnold, Günter
2. Auflage, 160 Seiten, Paperback
ISBN 3-478-02020-4

Homöopathie im Alltag
Wie wir unser gesundes Gleich-
gewicht finden
Aubin, Michel und Picard, Philippe
224 Seiten, Paperback
ISBN 3-478-02150-2

**Ihr Wunschgewicht ist
erreichbar**
Der psychologische Trick zur
Verhaltensänderung
Berg, Karin
112 Seiten, Paperback
ISBN 3-478-02070-0

**Wie ich mich
und andere aktiviere**
Bierach, Alfred
2. Auflage, 160 Seiten, Paperback
ISBN 3-478-02382-3

**Die Kunst,
als Frau allein zu leben**
Biesterfeld, Edda
230 Seiten, Paperback
ISBN 3-478-02790-X

Psycho-Fahrplan
Die wichtigsten Methoden zur Über-
windung psychologischer Probleme
Binder, Virginia und Arnold/Rimland,
Bernard
2. Auflage, 288 Seiten, Paperback
ISBN 3-478-02582-6

Freude durch Streß
Birkenbihl, Vera F.
5. Auflage, 160 Seiten, Paperback
ISBN 3-478-02544-3

Kommunikationstraining
Zwischenmenschliche Beziehungen
erfolgreich gestalten
Birkenbihl, Vera F.
7. Auflage, 315 Seiten, Paperback
ISBN 3-478-03040-4

**Psycho-logisch richtig
verhandeln**
Professionelle Verhandlungstechniken
mit Experimenten und Übungen
Birkenbihl, Vera F.
4. Auflage, 217 Seiten, Paperback
ISBN 3-478-03050-1

Selbstwert- und Erfolgstraining
Birkenbihl, Vera F.
ca. 190 Seiten, Paperback
ISBN 3-478-03150-8

Signale des Körpers
Körpersprache verstehen
Birkenbihl, Vera F.
2. Auflage, 264 Seiten, Paperback
ISBN 3-478-02282-7

Zahlen bestimmen Dein Leben
Numerologie – die neue Wissenschaft
zur Selbsterkenntnis
Birkenbihl, Vera F.
2. Auflage, 144 Seiten, Paperback
ISBN 3-478-02712-8

Erfolg liegt auf der Hand
Chirologie und Beruf
Butler, René
179 Seiten, Paperback
ISBN 3-478-02900-7

Wir verstehen uns
Harmonie in der Familie
Carnes, Patrick J.
162 Seiten, Paperback
ISBN 3-478-03090-0

**Konflikte und Aggressionen
bewältigen**
Ceh, Johann
196 Seiten, Paperback
ISBN 3-478-02290-8

Mehr sein – alles erreichen
Ein Aktionsprogramm für den persön-
lichen Erfolg
Cerney, J. V.
160 Seiten, Paperback
ISBN 3-478-02340-8

Einfluß
Wie und warum sich Menschen über-
zeugen lassen
Cialdini, Robert B.
300 Seiten, Paperback
ISBN 3-478-03080-3

**So schafft man mehr in
weniger Zeit**
Cooper, Joseph D.
3. Auflage, 315 Seiten, Paperback
ISBN 3-478-02573-7

**Menschen durchschauen und
richtig behandeln**
Psychologie für Beruf und Familie
Correll, Werner
8. Auflage, 288 Seiten, Paperback
ISBN 3-478-02527-3

Verstehen und lernen
Grundlagen der Verhaltens-
psychologie
Correll, Werner
320 Seiten, Paperback
ISBN 3-478-03070-6

**Positives Denken gezielt einset-
zen und sein Leben verändern**
Das Positiv-System
Czierwitzki, Manfred
ca. 120 Seiten, Paperback
ISBN 3-478-3120-6

Überzeugen – nicht verführen
Die Kunst, Menschen zu beeinflussen
Dichter, Ernest
2. Auflage, 284 Seiten, Paperback
ISBN 3-478-02742-X

**Führen Sie in Ihrem Leben
selbst Regie**
Manipulationsversuche erkennen und
sofort kontern
4. Auflage, 288 Seiten, Paperback
ISBN 3-478-02664-4

Intuition
Das Geheimnis, in jeder Situation das
Richtige zu tun
Fisher, Milton
200 Seiten, Paperback
ISBN 3-478-02480-3

**Fitnesstraining für
Vielbeschäftigte**
Franck, Heinz-Gerhard
156 Seiten, Paperback
ISBN 3-478-02820-5

**Wie man Macht und Einfluß
über andere gewinnt**
Gabriel, H. W.
2. Auflage, 243 Seiten, Paperback
ISBN 3-478-02852-3

**Schaffe Dir ein persönliches
Image**
Gayer, Kurt
176 Seiten, Paperback
ISBN 3-478-02220-7

347 lustige Gesellschaftsspiele
Gööck, Roland
3. Auflage, 192 Seiten, Paperback
ISBN 3-478-02933-3

Das Buch vom Überleben
Richtiges Verhalten im Notfall
Greenbank, Anthony
252 Seiten, Paperback
ISBN 3-478-02310-6

**Innere Heilkraft wecken
und mobilisieren**
Hasler, Ulrich Erwin
220 Seiten, Paperback
ISBN 3-478-02750-0

**Dein Weg zur Selbst-
verwirklichung**
„Life-Styling" – Das Konzept zur neuen
Lebensgestaltung
Hirth, Regina/Sattelberger, Thomas/
Stiefel, Rolf Th.
2. Auflage, 270 Seiten, Paperback
ISBN 3-478-02360-2

Kleine Psychologie für Eltern
Innerhofer, Paul
175 Seiten, Paperback
ISBN 3-478-02940-6

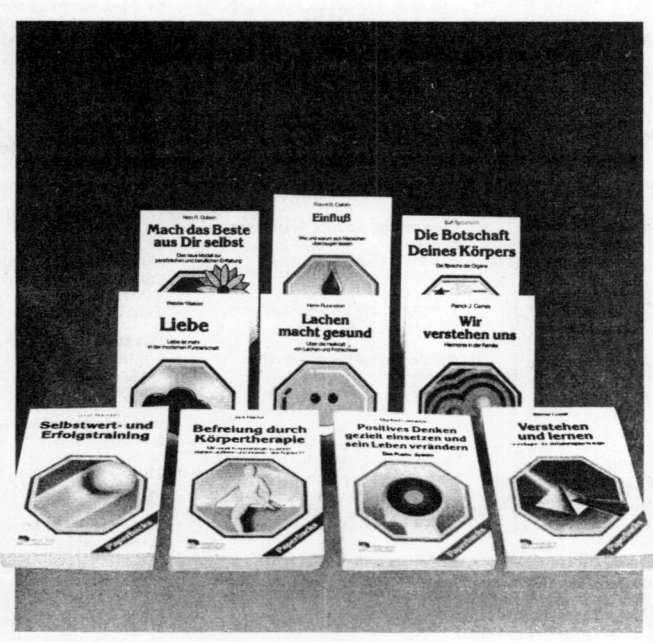

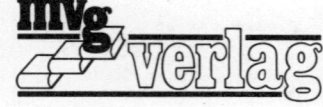